DESVENDANDO O EMAGRECIMENTO

em 101 perguntas e respostas

INSTITUTO PHORTE EDUCAÇÃO
PHORTE EDITORA

Diretor-Presidente
Fabio Mazzonetto

Diretora Financeira
Vânia M. V. Mazzonetto

Editor-Executivo
Fabio Mazzonetto

Diretora Administrativa
Elizabeth Toscanelli

CONSELHO EDITORIAL

Educação Física
Francisco Navarro
José Irineu Gorla
Paulo Roberto de Oliveira
Reury Frank Bacurau
Roberto Simão
Sandra Matsudo

Educação
Marcos Neira
Neli Garcia

Fisioterapia
Paulo Valle

Nutrição
Vanessa Coutinho

DESVENDANDO O EMAGRECIMENTO
em 101 perguntas e respostas

Luiz Carlos Carnevali Jr.
Daniela Caetano Gonçalves
Julio Cezar Papeschi da Silva

SÃO PAULO, 2016

Desvendando o emagrecimento em 101 perguntas e respostas
Copyright © 2016 by Phorte Editora

Rua Rui Barbosa, 408
Bela Vista – São Paulo – SP
CEP: 01326-010
Tel./fax: (11) 3141-1033
Site: www.phorte.com.br
E-mail: phorte@phorte.com.br

Nenhuma parte deste livro pode ser reproduzida ou transmitida de qualquer forma, sem autorização prévia por escrito da Phorte Editora Ltda.

CIP-BRASIL. CATALOGAÇÃO NA PUBLICAÇÃO
SINDICATO NACIONAL DOS EDITORES DE LIVROS, RJ

C292d

Carnevali Junior, Luiz Carlos
Desvendando o emagrecimento : em 101 perguntas e respostas / Luiz Carlos Carnevali Junior, Daniela Caetano Gonçalves, Julio Cezar Papeschi da Silva. - 1. ed. - São Paulo : Phorte, 2016.
168 p. : il. ; 23 cm.

Inclui bibliografia
ISBN 978-85-7655-621-3

1. Dietoterapia. 2. Nutrição. 3. Emagrecimento. I. Gonçalves, Daniela Caetano. II. Silva, Julio Cezar Papeschi da. III. Título.

16-34701   CDD: 615.874

               CDU: 615.874

---

ph2424.1

Este livro foi avaliado e aprovado pelo Conselho Editorial da Phorte Editora.

Impresso no Brasil
Printed in Brazil

DEDICATÓRIAS

Dedico esta obra:

À minha esposa Cíntia, que amo mais a cada dia que passa e a quem agradeço pelo carinho e dedicação e por ter me presenteado com o nosso filho Lucas, que se tornou a razão de nosso viver.

Aos meus pais Airton e Maria do Carmo, por me educarem da melhor forma possível, vencendo muitas vezes obstáculos que pareciam intransponíveis.

Às minhas irmãs Renata, Fernanda, Flávia, Giuliana, Luana e Bruna. Obrigado por compartilharem suas vidas comigo.

A todos de minha família que, embora não tenham sido citados nominalmente, contribuíram na minha formação pessoal e profissional e, dessa maneira, na conclusão da presente obra.

E por último, aos meus irmãos de coração, Professores Kerson Dourado, Julio Cezar Papeschi da Silva e Waldecir Paula Lima: irmãos, sem vocês, nada disso teria acontecido.

Luiz Carlos Carnevali Jr.

Dedico esta obra à minha esposa Rita a quem agradeço pela parceria, carinho, cuidado e pelo incentivo ao longo desses dezoito anos. Sou um expectador privilegiado e aprendiz diário do ser humano maravilhoso que você é. Te amo!

Aos meus filhos Daniel e Lucca. Vocês são a razão da "ópera" existir em mim. Meus parceiros de alma, minha vida pelos seus sorrisos!

Aos meus pais Valeria e Marcos a quem agradeço por estarem sempre ao meu lado, acolhendo, aconselhando, corrigindo e indicando o melhor caminho.

Aos meus familiares e amigos que, de alguma forma, contribuíram com minha formação acadêmica, em especial meu irmão de coração Prof. Luiz Carnevali.

Julio Cezar Papeschi

Dedico esta obra à minha família.

Aos meus pais Antônio Carlos e Fernanda, que sempre acreditaram em mim e apoiaram todas as minhas decisões.

Ao meu marido Luiz Felipe Campos, cujo suporte emocional em todos os momentos me permitiu nunca desistir de meus sonhos.

Daniela Caetano Gonçalves

AGRADECIMENTOS

Agradeço primeiramente a Deus, que me dá saúde e me cerca de pessoas especiais diariamente.

Agradeço aos meus parceiros, Professores Julio e Daniela pela maravilhosa presença na presente obra. Espero que tenhamos muitos agradecimentos por escrever.

A todos da Phorte Editora, que me apoiam não apenas neste, mas em vários outros projetos em que estou envolvido e contribuem diretamente para minha evolução profissional, mas especialmente ao Professor Fabio Mazzonetto, por acreditar em meu potencial profissional e servir de espelho em minha carreira. Agradeço também ao corpo editorial: Elizabeth Toscanelli, Liris Tribuzzi e demais profissionais envolvidos nesta obra e que não foram aqui citados.

Agradeço à minha orientadora, Professora Doutora Marilia Seelaender, por me orientar na minha formação profissional como um todo.

A todos os funcionários e professores das Universidades Estácio de Sá, Unifae, USCS e UniFMU, Uninove e UniÍtalo, pela riquíssima troca de experiências durante todos esses anos, principalmente ao Professor Doutor Francisco Navarro, que me deu a primeira oportunidade profissional em docência no Ensino Superior (agradeço pela paciência em revisar minha primeira aula inúmeras vezes).

A todos os professores, funcionários e diretores da rede de academias Bio Ritmo / Smart Fit, especialmente a Edgard Corona, Saturno de Souza, Larissa Kussano e Aline Perez Alves, pelo acolhimento, parceria e apoio no desenvolvimento de projetos dentro e fora da empresa.

Aos professores Ibrahim Reda El Hayek e José Carlos Batista, que apostaram em meu trabalho. Espero um dia retribuir o bem que me fizeram.

Por fim, agradeço a todos os alunos do presente e do passado pela troca de experiências nos últimos dezoito anos. Não fossem vocês, não haveria motivação de minha parte em tentar fazer da Educação Física uma área cada vez melhor. Sou eu que aprendo com vocês e não o contrário.

Luiz Carlos Carnevali Jr.

Agradeço aos meus companheiros de livro, Professores Luiz e Daniela. Foi um prazer e uma honra dividir com vocês esta obra.

A todos da Phorte Editora por acreditarem no projeto do livro e serem tão atenciosos com as nossas demandas.

Em especial aos meus alunos. Ser professor é uma dádiva. Tenho os melhores alunos do mundo. Vocês são incríveis! Saúde e luz a todos.

Julio Cezar Papeschi

Agradeço aos meus companheiros neste livro e profissionais que tanto admiro, Professores Luiz e Julio. Obrigada pela oportunidade de realizar este trabalho.

Agradeço à Profa. Dra. Marilia Seelaender, responsável por tudo que sei e conquistei em minha vida acadêmica.

À Phorte Editora por nos proporcionar a realização deste trabalho.

Aos meus colegas de laboratório, aos professores da USCS, Estácio, UniFMU, USP e Unifesp e a todos os profissionais com que eu tive o prazer de trabalhar ao longo desses anos e que me permitiram realizar a troca de conhecimento e vivenciar experiências profissionais incríveis.

A todos os meus alunos que sempre foram e serão a minha principal motivação na realização de trabalhos como este.

Daniela Caetano Gonçalves

APRESENTAÇÃO

A motivação para escrever este livro de perguntas e respostas sobre emagrecimento nasceu, sobretudo, de nossa experiência prática adquirida por meio do contato com alunos e pacientes. No decorrer de nossa vida acadêmica, docente e clínica dos últimos 15 anos, observamos que muitas dúvidas são recorrentes. Assim, selecionamos as 101 perguntas que julgamos mais pertinentes sobre exercício, nutrição e emagrecimento e, nos capítulos deste livro, tentaremos trazer à tona as respostas de forma clara e aplicável para todos os públicos, desde praticantes até professores de Educação Física e nutricionistas, sem abrir mão do embasamento científico.

Como sempre dizemos para nossos alunos e clientes quando somos questionados em sala de aula ou no consultório, não existem perguntas ruins; o ruim é não perguntar e permanecer com a dúvida. Por esse motivo, por meio de uma leitura simples, diretiva e agradável, temas polêmicos são abordados, desde o treinamento em jejum até o treinamento intervalado de alta intensidade (HIIT), passando por dietas da moda, suplementação e treinamento funcional aplicados ao emagrecimento.

Para que as 101 perguntas sejam respondidas de forma organizada, e para que a obra se torne mais que um livro e, sim, um guia de consulta, organizamos os temas em nove capítulos.

Antes de falarmos especificamente de exercício e nutrição, é fundamental compreender como engordamos e como funciona o processo de emagrecimento. Dessa maneira, no Capítulo 1, *Compreendendo a gordura corporal*, e no Capítulo 2, *Compreendendo o emagrecimento*, tratamos de dúvidas importantes. Entre elas, as diferenças entre como se dá o acúmulo de gordura no organismo de homens e mulheres e a importância do gasto calórico no processo de emagrecimento, são abordadas de maneira clara e objetiva.

Existem muitas dúvidas sobre qual o melhor exercício ou estratégia para emagrecer, tais como: qual o melhor treino para emagrecer? Funcional emagrece? Musculação emagrece? Assim, nos capítulos 3, *Exercício e emagrecimento*, 4, *Treinamento de força e emagrecimento*, e 5, *HIIT e emagrecimento*, tratamos a respeito dos diferentes estímulos e modalidades e sua atuação no emagrecimento de pessoas dos mais diversos níveis de aptidão física, desde o sedentário até o indivíduo treinado e já acostumado a frequentar academias.

Todos nós sabemos ou já ouvimos falar que uma boa alimentação é mais importante que a própria prática de exercícios para que se emagreça com qualidade. Será que isso é verdade? Suplementos realmente funcionam? O que posso e não posso comer para emagrecer? Lipoaspiração funciona? Estas e outras questões são abordadas nos capítulos 6, *Alimentação e emgarecimento*, 7, *Dietas e emagrecimento*, 8, *Suplementação e emagrecimento*, e 9, *Outras intervenções e emagrecimento*.

Esperamos que desde curiosos até profissionais da área da saúde tenham uma leitura agradável e útil para seu dia a dia.

Boa leitura a todos!

PREFÁCIO

A palavra *emagrecimento* está entre as mais consultadas nos sites de busca na internet, prova essa do grande interesse da população pelo tema, mas, infelizmente, é difícil encontrarmos conteúdo sério, de qualidade e atualizado para atender à demanda crescente de informação de uma sociedade que padece sob a ótica da obesidade.

Nesse sentido, o livro *Desvendando o emagrecimento* surge como um referencial, já que se propõe a responder às perguntas mais frequentes sobre emagrecimento, a partir de uma linguagem acadêmica acessível e esclarecedora.

Para os profissionais que atendem à população que busca resultados quanto à perda de peso, acredito que este livro passará a ser leitura indispensável, não só por ter como base as pesquisas mais recentes sobre o assunto, mas também pela aplicabilidade de seu conteúdo; sem fórmulas mágicas ou falsas promessas, mas oferecendo o direcionamento fundamental para que se possam atingir os objetivos desejados.

A meu ver, os autores conseguiram algo raro: dar respostas objetivas, simples e elucidativas para perguntas difíceis e complexas, tornando compreensível para qualquer leitor, independentemente de sua formação, os conceitos que permeiam o controverso e polêmico contexto do emagrecimento.

Saturno de Souza
Diretor de Educação Corporativa
Grupo Bio Ritmo / Smart Fit

SUMÁRIO

1 COMPREENDENDO A GORDURA CORPORAL 17

1 Por que engordamos? 18
2 Como se dá o acúmulo de gorduras em nosso corpo? 19
3 Existe diferença no acúmulo de gorduras entre homens e mulheres? 20
4 Qual o papel da gordura no organismo? 21

2 COMPREENDENDO O EMAGRECIMENTO 23

5 Por que é tão difícil emagrecer? 24
6 Consigo emagrecer perdendo peso rapidamente? 25
7 É verdade que no início de um tratamento para emagrecer temos resultados mais rápidos e o processo vai ficando mais difícil com o passar do tempo? 26
8 Qual a importância do gasto energético durante o exercício para emagrecer? ... 27
9 Como gastamos energia ao longo do dia? 29
10 O que é balanço energético e qual sua importância? 30
11 Então o gasto energético durante o exercício não é importante para o emagrecimento? 31
12 Perder peso é sinônimo de emagrecimento? 33
13 Estratégias que proporcionam uma grande perda de peso, tais como a realização de sessões de sauna, emagrecem? 34
14 Músculo pesa mais do que gordura? Qual a relação disso com o processo de emagrecimento? 35
15 Qual a relação entre a diminuição de peso na balança e a diminuição de medidas? 36
16 Sendo assim, como sei se estou realmente emagrecendo? 37
17 Existe realmente uma tendência para ser gordo ou magro? 38
18 Percentualmente, qual a relevância da genética no desenvolvimento da obesidade? Isso é desculpa de quem não tem disciplina para treinar e se alimentar direito? 39
19 O excesso/falta de sono interfere na obesidade/emagrecimento? Como ocorre esse processo? 41
20 Se eu tivesse que optar por um método de emagrecimento, o que seria mais indicado: comer bem e não praticar exercícios ou praticar exercícios e não me preocupar com a alimentação? 42

3 EXERCÍCIO E EMAGRECIMENTO 45

21 Treinar em jejum potencializa a queima de gorduras? O que acontece com o meu organismo nesse caso? 46

22 Qual o papel da prática de exercícios e da nutrição no emagrecimento? 48

23 Existem exercícios mais indicados para emagrecer? 50

24 Existem exercícios específicos que promovem a perda de gordura localizada? ...51

25 Fazer exercícios abdominais diminui a "barriga"? 52

26 O que é um treino para definição? 54

27 Existe uma quantidade de treino ideal para otimizar o emagrecimento? 56

28 Quanto tempo deve durar uma sessão de treino para o emagrecimento eficiente? ..58

29 Quanto mais calorias eu gasto durante o treino, mais eu emagreço? 61

30 Exercícios aeróbios são os mais eficientes para o emagrecimento? 62

31 Com base na pergunta anterior, é um equívoco imaginar que, para começar a "queimar gorduras" e emagrecer, devemos correr pelo menos 30 minutos? 64

32 Então quer dizer que exercícios aeróbios não são eficientes? 66

33 O treinamento funcional é indicado para emagrecer? 67

34 Existe um horário melhor para treinar, quando se objetiva o emagrecimento, ou isso não exerce influência nos resultados? 68

35 Treinar com blusões ou com plástico em volta da barriga auxilia na perda de gordura? 69

36 Para idosos, existe alguma restrição e/ou cuidado a ser tomado na prescrição de exercícios para emagrecer? 70

37 Existem diferenças na prescrição de treinos para homens e mulheres que desejam emagrecer? 71

38 Quais as recomendações importantes para prescrição e realização de treinos de emagrecimento para indivíduos iniciantes? Quais bases da fisiologia e do treino eu devo utilizar na montagem de uma planilha de treinos? 72

39 Quais as recomendações importantes para prescrição e realização de treinos de emagrecimento para indivíduos intermediários? Quais bases da fisiologia eu devo utilizar na montagem de uma planilha de treinos? 74

40 Quais as recomendações importantes para prescrição e realização de treinos de emagrecimento para indivíduos avançados? Quais bases da fisiologia eu devo utilizar na montagem de uma planilha de treinos? 75

4 TREINAMENTO DE FORÇA E EMAGRECIMENTO 77

41 Musculação emagrece? 78

42 Preciso emagrecer primeiro para depois fazer um treinamento de força? 79

43 Quais exercícios são mais eficientes para "queima" de gordura em um treinamento de força? 80

44 Não vou ficar muito musculoso(a) fazendo musculação, em vez de emagrecer? ..81

45 Como usar o treinamento de musculação e potencializar o emagrecimento? ...82

46 Musculação é bom para emagrecer porque indivíduos com maior volume de massa muscular gastam mais calorias? 85

5 HIIT E EMAGRECIMENTO 87

47 Muitas reportagens e matérias publicadas na internet e em
revistas de circulação nacional têm sugerido que as pessoas pratiquem
exercícios de HIIT para emagrecer. Qual a razão para isso? 88

48 O que significa HIIT? 89

49 É seguro praticar treinamentos com base no método HIIT? 90

50 Qualquer indivíduo pode praticar HIIT? 91

51 Quais os cuidados básicos que devem ser tomados para uma realização
segura dos treinos HIIT? 92

52 Como otimizar o uso dos ergômetros (esteira, bicicleta, remo,
elíptico etc.) para promover o emagrecimento usando o método HIIT? 93

53 Devo treinar musculação e praticar HIIT no mesmo dia? 94

6 ALIMENTAÇÃO E EMAGRECIMENTO 95

54 Existem alimentos que podem auxiliar no emagrecimento? 96

55 Comer de três em três horas ajuda a emagrecer? 97

56 Para emagrecer, devo cortar calorias, não importa o que eu coma,
contanto que não ultrapasse a minha quantidade diária? 98

57 Dieta sem lactose ajuda a emagrecer? 99

58 Como as gorduras consideradas "boas", tais como as insaturadas,
ajudam no emagrecimento? 101

59 Qual seria a dieta recomendada para o período noturno? 103

60 "Comida japonesa é muito saudável e pode ser consumida à vontade,
pois não engorda". Isso é verdade? 104

61 Para emagrecer, devo tomar sopa? 105

62 O consumo de pimenta ajuda no emagrecimento? 106

63 Castanhas são muito gordurosas, portanto, devem ser evitadas? 107

64 Comer salada antes da refeição ajuda a emagrecer? 108

65 Uma vez que não engordam, saladas podem ser consumidas à vontade? ..109

66 É verdade que a tapioca é um ótimo substituto do pão em uma dieta
de emagrecimento? 111

67 Se eu quiser emagrecer, o que é preferível eu tomar: suco de laranja
ou refrigerante? 112

68 Se eu quiser emagrecer, posso tomar refrigerante *light* à vontade,
já que esse tipo de refrigerante não tem calorias? 113

69 Pingar limão nos alimentos "quebra" a gordura e evita o ganho de peso? 114

70 A "farinha seca-barriga" realmente ajuda a perder a barriga? 115

71 O que devo consumir antes, durante e após os treinos para emagrecer?
Isso faz diferença na queima de gorduras? 116

72 Em relação aos diabéticos, existe alguma indicação nutricional
específica para que emagreçam sem riscos? 117

73 Para crianças e adolescentes, existe alguma restrição e/ou cuidado
a ser tomado na dieta para emagrecer? 118

74 Ingerir líquidos durante as refeições engorda? 119

75 A dieta dos pontos é uma boa alternativa para emagrecer? 120

76 Devo fazer o "dia do lixo" para emagrecer? 121

77 Substituir dietas por *shakes* favorece o emagrecimento? 122

7 DIETAS E EMAGRECIMENTO 123

78 Dietas da moda? O que é verdade e o que é lenda sobre elas para emagrecer? .. 124

79 Para emagrecer, devo fazer uma dieta com baixo ou zero carboidratos
(dieta *low carb*)? 125

80 Para emagrecer, devo retirar da alimentação pães, batata, macarrão e mandioca? ... 127

81 A dieta do tipo sanguíneo funciona? 128

82 A dieta Dukan funciona para emagrecer? 129

83 A dieta *detox* é uma boa opção para o emagrecimento? 131

84 Devo cortar totalmente as gorduras da alimentação para emagrecer? 133

85 Chás emagrecedores funcionam? 134

86 Qual a diferença entre *light* e *diet*? Qual é melhor opção para emagrecer? 135

87 Para emagrecer, devo fazer uma dieta hiperproteica (rica em proteínas)? 136

88 Quanto menos calorias eu ingerir, mais rápido vou emagrecer? 137

89 Dietas pobres ou sem o glúten favorecem o emagrecimento? 138

90 O xarope caseiro que emagrece em 30 dias realmente funciona? 139

8 SUPLEMENTAÇÃO E EMAGRECIMENTO 141

91 Suplementos termogênicos funcionam para emagrecer? 142

92 Os suplementos à base de L-carnitina prometem emagrecimento rápido
e com qualidade. Quais as verdades e mentiras sobre esse suplemento? 143

93 O consumo de antioxidantes auxilia no processo de emagrecimento?
Existe um momento ideal para consumi-los? 144

94 O consumo de chá-verde emagrece? 145

95 Cafeína emagrece? Em excesso faz mal? Quanto devo consumir por dia? ... 146

96 O óleo de coco emagrece mesmo? Qual a atuação fisiológica
desse produto no organismo? 148

9 OUTRAS INTERVENÇÕES E EMAGRECIMENTO 149

97 Lipoaspiração é recomendada para o emagrecimento? 150

98 Muitos especialistas alegam que aumento minha tendência a engordar
após esse procedimento (lipoaspiração). Isso é verdade? 151

99 Remédios que promovem uma perda de peso rápida fazem mal para
a saúde ou isso é lenda? Quais seriam as vantagens e desvantagens
da prescrição e do uso desses remédios? 152

100 A medicina ortomolecular promove o emagrecimento? Como isso seria
possível? 154

101 Frequentar *spa* é uma boa estratégia para emagrecer? 155

10 CONSIDERAÇÕES FINAIS SOBRE TREINAMENTO, NUTRIÇÃO E EMAGRECIMENTO 157

GLOSSÁRIO 159

REFERÊNCIAS 163

SOBRE OS AUTORES 167

1

COMPREENDENDO A GORDURA CORPORAL

Nosso corpo é uma máquina incrível, extremamente eficiente, que, ao longo dos tempos, se adaptou às demandas impostas pelo ambiente, como a escassez de alimento. O consumo de gorduras parece ter tido papel fundamental nessa adaptação e em nossa evolução como seres humanos. Sua importância está no fornecimento de energia, na manutenção térmica, na proteção contra impacto em áreas importantes do nosso corpo e na excreção de diversas proteínas, denominadas adipocinas ou adipocitosinas, que participam do controle de diversas funções, como pressão arterial, agregação plaquetária, níveis de glicose circulante, fome, entre muitas outras.

Os processos que levam ao acúmulo de gordura, assim como sua mobilização, transporte e utilização, dependem de inúmeros processos bioquímicos e fisiológicos. Cabe aos profissionais da área da saúde, principalmente educadores físicos e nutricionistas, conhecer e compreender esses processos para que realizem prescrições de treinamento e de dietas eficientes que diminuam de maneira saudável a quantidade de gordura corporal para níveis ideais.

1 POR QUE ENGORDAMOS?

A configuração que o corpo humano desenvolveu com a necessidade de adaptação forçou nosso metabolismo a ser mais eficiente, se tornando mais econômico para vencer as adversidades do meio.

Atualmente, nossa espécie encontra-se confortavelmente organizada em sociedades nas quais a disponibilidade de alimentos é farta e que são hipocinéticas, em razão dos avanços tecnológicos (carros, máquinas etc.). Dentro desse contexto, o acúmulo de gordura se deu, sobretudo, por um desequilíbrio entre a ingestão energética e o gasto energético ao longo de um período. Os principais fatores causadores desse acúmulo estão na alimentação irregular, no sedentarismo, nas alterações fisiológicas e nos fatores genéticos. No entanto, entendemos que o principal fator esteja relacionado aos hábitos individuais.

Fatores genéticos podem ser em parte silenciados por meio de hábitos saudáveis adquiridos ao longo da vida, uma vez que a composição corporal e a saúde não são transmitidas a herdeiros, mas apenas a predisposição para tal. Dessa forma, ter uma rotina de exercícios associada a uma alimentação saudável e equilibrada, além de resultar em uma boa saúde, contribui para uma manutenção de níveis adequados de gordura corporal.

2 COMO SE DÁ O ACÚMULO DE GORDURAS EM NOSSO CORPO?

A gordura se acumula principalmente nas células adiposas, dentro do tecido adiposo.

Existem dois tipos de tecido adiposo, o visceral e o subcutâneo, e cada um deles possui uma atividade metabólica diferente. O tecido adiposo visceral consiste na gordura acumulada ao redor das vísceras e dos órgãos e está diretamente associado ao aumento dos fatores de riscos à saúde, como resistência à insulina, síndrome metabólica e problemas cardiovasculares, por secretar uma série de fatores pró-inflamatórios (citocinas) que atuam na modulação de diferentes patologias associadas à obesidade. O tecido adiposo subcutâneo, por sua vez, é aquele que se encontra logo abaixo da pele, ao redor do corpo. Sua atividade produz um impacto menor no metabolismo.

Quando não se pratica exercícios, não se estimula adequadamente o metabolismo do nosso corpo, seja pela própria prática da atividade ou, ainda, pelo aumento da taxa metabólica basal (TMB). Dessa maneira, o acúmulo de gordura é favorecido. As estratégias para o aumento da TMB serão explicadas mais à frente neste livro.

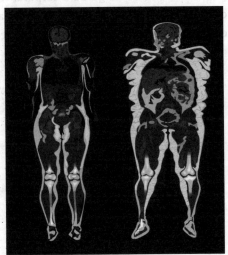

Figura 1.1 – Tipos de gordura: subcutânea e visceral.

Compreendendo a gordura corporal

3 EXISTE DIFERENÇA NO ACÚMULO DE GORDURAS ENTRE HOMENS E MULHERES?

Sim.

O acúmulo de gordura ocorre, sobretudo, pela atuação de uma enzima chamada lipase lipoproteica. No caso das mulheres, esse acúmulo se dá, principalmente, nas regiões do abdome e dos quadris. Já nos homens, o acúmulo ocorre na região do tronco e do abdome. De acordo com esse padrão, o acúmulo de gordura nas mulheres é denominado ginoide, e nos homens, androide. Além disso, o fato de homens e mulheres terem diferenças nos níveis de hormônios (testosterona, estrogênio, progesterona, entre outros) também contribui para um padrão diferenciado de acúmulo de gorduras, explicando, em parte, essas diferenças. Mulheres que usam testosterona e seus derivados sintéticos com o objetivo de aumentar a massa muscular e diminuir a gordura corporal têm redução de gordura na região dos quadris, assumindo, assim, uma forma física similar à dos homens, inclusive no acúmulo de gordura corporal, em alguns casos.

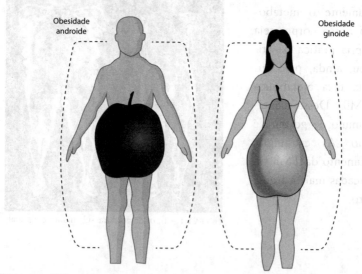

FIGURA 1.2 – Diferenças entre acúmulo de gordura ginoide e androide.

4 QUAL O PAPEL DA GORDURA NO ORGANISMO?

A mais conhecida função da gordura é a do fornecimento de energia como fonte de combustível. Algumas vitaminas, denominadas vitaminas lipossolúveis, só podem ser transportadas pela gordura. Ela serve, também, como isolante térmico, protege contra impactos em regiões onde estão localizadas importantes vísceras e constitui as nossas membranas celulares. Por último, e talvez o mais importante, no tecido adiposo, onde estão estocadas nossas gorduras, existe um ponto de regulação das diversas funções no organismo, algo similar à função de uma glândula endócrina, que secreta uma série de hormônios e proteínas que podem aumentar a saciedade, elevar a pressão arterial, controlar processos inflamatórios, dislipidemias, entre outros.

COMPREENDENDO O EMAGRECIMENTO

Dados do Ministério da Saúde brasileiro, de 2014, apontam que 52,5% da população brasileira está com sobrepeso, sendo que 17,9 % dessa são pessoas obesas. Já no mundo, em 2016, ultrapassamos a marca de 640 milhões de indivíduos obesos, e, pela primeira vez na história, o número de indivíduos obesos ultrapassou aqueles que estão abaixo da linha de peso.

Certamente, as causas desses números devem-se ao sedentarismo e à má qualidade da alimentação. Esses dados colocam a obesidade não só como um problema de saúde pública, mas como um grande problema socioeconômico. A obesidade e o excesso de peso custam, anualmente, mais de dois trilhões de dólares para a sociedade, segundo dados de uma importante consultoria americana.

Profissionais da área da saúde devem concentrar seus esforços para frear e reduzir essa pandemia, como a obesidade é classificada pela Organização Mundial da Saúde. No entanto, estratégias inadequadas na área da atividade física vêm sendo utilizadas ao longo dos tempos, mostrando pouco resultado.

Nesta seção, buscamos responder às questões mais frequentes sobre o tema, já que muitas são as hipóteses e teorias sobre como emagrecer e, contudo, poucas apresentam embasamento científico.

5 POR QUE É TÃO DIFÍCIL EMAGRECER?

Pensando em termos de sobrevivência, cada vez que os estoques de gordura são diminuídos, sobretudo de maneira rápida, é como se o organismo entendesse a situação como um sinal de perigo, de escassez de alimentos, e, assim, lançasse mão de estratégias para compensar a diminuição nos estoques de energia, por exemplo, diminuindo a TMB, aumentando a expressão de enzimas que dificultam a perda de gordura associadas ao metabolismo energético, reduzindo a expressão de hormônios lipolíticos, entre outras. Não podemos esquecer, também, os fatores comportamentais e psicológicos, além dos fatores genéticos, que, juntos, dependendo da predisposição do indivíduo, potencializam o processo citado, o que torna difícil o emagrecimento.

6 CONSIGO EMAGRECER PERDENDO PESO RAPIDAMENTE?

De maneira saudável, não.

Perdas de peso expressivas são acompanhadas de perda de massa muscular e disfunções metabólicas, o que aumenta a chance do surgimento de patologias inflamatórias associadas a elas. Normalmente, a perda de peso é conseguida por meio de dietas extremamente restritivas, que, além de não trazerem resultados interessantes do ponto de vista estético, podem causar grandes distúrbios à saúde.

Essa estratégia pode levar, até, a um insucesso em curto prazo. Pense em um indivíduo que pesa 80 quilos e possui 20 quilos de gordura (25% de gordura corporal). Se no processo de perda de peso rápida ele perder 5 quilos de gordura e 5 quilos de massa muscular, haverá uma perda de 10 quilos; contudo, o emagrecimento real terá sido de apenas 5 quilos. Seu percentual de gordura será, portanto, de 21,4%, ou seja, não haverá grandes alterações na composição corporal, porém haverá um enorme impacto em seu organismo, o que certamente afetará a saúde e a qualidade de vida desse indivíduo. Sendo assim, o emagrecimento com base na diminuição gradativa de gordura corporal, embora mais lento, é mais estável e melhora a capacidade funcional do organismo, gerando o inverso do resultado obtido com a perda de peso rápida.

7 É VERDADE QUE NO INÍCIO DE UM TRATAMENTO PARA EMAGRECER TEMOS RESULTADOS MAIS RÁPIDOS E O PROCESSO VAI FICANDO MAIS DIFÍCIL COM O PASSAR DO TEMPO?

Sim.

Com base no princípio da homeostase (manutenção do equilíbrio das funções do organismo), a fim de combater a perda de peso acelerada, os sistemas fisiológicos do corpo humano tentam frear a perda de seus estoques de energia como forma de proteção a suas funções vitais. Dessa maneira, é como se o organismo se tornasse mais resistente à perda de gordura.

De acordo com Tremblay et al. (1997) e Ross e Janssen (2001), a perda de peso em curto prazo não se sustenta em longo prazo com a reprodução de uma mesma estratégia, sobretudo daquela que impõe dietas restritivas associadas a exercícios aeróbios de baixa intensidade. Estratégias adequadas de treinamento e de nutrição, sem o uso de fármacos, se bem estruturadas, conseguem minimizar esses efeitos e manter a perda de gordura.

8 QUAL A IMPORTÂNCIA DO GASTO ENERGÉTICO DURANTE O EXERCÍCIO PARA EMAGRECER?

A contagem de calorias para determinar a importância de uma atividade física tem sido amplamente utilizada como um norte na prescrição de treinamentos, assim como para auxiliar no trabalho multidisciplinar com nutricionistas, possibilitando a estimação de valores que geram um balanço energético negativo com a intenção de levar ao emagrecimento. Contudo, existe uma deturpação dessa técnica, sobretudo quando contamos as calorias gastas durante a prática do exercício. Para entender melhor, observe a tabela a seguir:

Tabela 2.1 – Gasto energético aproximado nas diversas atividades físicas em uma hora de esforço

Bicicleta ergométrica	250 kcal
Caminhada	320 kcal
Ciclismo	490 kcal
Tênis	500 kcal
Vôlei	500 kcal
Corrida (8 km/h)	530 kcal
Balé	550 kcal
Basquetebol	600 kcal
Natação (*crawl*/peito)	660 kcal
Squash	720 kcal
Judô	800 kcal

As atividades em destaque apresentam o gasto calórico médio em uma hora de atividade física, seja utilizando bicicleta em campo, bicicleta ergométrica ou realizando corrida de campo e/ou em esteira. O máximo de calorias atingidas nesse tipo de esforço foi de 530 kcal.

Compreendendo o emagrecimento

Tabela 2.2 – Alimentos e respectivas quantidades de calorias

Bolo de chocolate (1 fatia)	235 cal
Empada (1 unidade média)	256 cal
Batata frita (10 palitos)	274 cal
Bife à *parmegiana* (1 bife)	385 cal
Cheeseburguer	305 cal
Misto quente	343 cal
Beirute	510 cal
Big Mac (1 unidade)	504 cal
Big Tasty	839 cal
Torresmo (1 porção)	602 cal

Com base nas tabelas 2.1 e 2.2, se um indivíduo caminhar três vezes na semana, gastará por volta de 960 calorias a mais, enquanto um sanduíche comercializado em redes de *fast-food* pode conter mais de 800 calorias.

Se o gasto calórico durante o exercício fosse o ponto mais importante no processo de emagrecimento, para que esse sanduíche fosse completamente gasto e fosse possível "**compensar**" o seu consumo queimando calorias, seriam necessárias, aproximadamente, **2 h 30 min** de caminhada/corrida moderada para eliminá-lo do corpo por completo.

Da mesma maneira que pensar no substrato energético utilizado durante a atividade física não é a melhor estratégia para indivíduos que buscam o emagrecimento, a contagem das calorias parece não ser o melhor caminho para aqueles que visam atingir o mesmo objetivo.

⑨ COMO GASTAMOS ENERGIA AO LONGO DO DIA?

Gastamos energia por ordem de contribuição com o metabolismo de repouso, que é o somatório de todos os processos fisiológicos e metabólicos (atividade cerebral, transporte de oxigênio, produção de hormônios, manutenção da temperatura corporal, entre outros), com o gasto com a atividade física e com o efeito térmico dos alimentos.

O peso é diferente para cada um deles, sendo o gasto metabólico de repouso responsável pela maior parte do gasto diário.

Pequenas alterações na quantidade de calorias gastas ao longo de um dia podem resultar em acúmulo de gordura expressivo ao longo de um período. Determinados tipos de programas de treinamento podem acelerar o metabolismo de repouso, resultando em um efeito contrário.

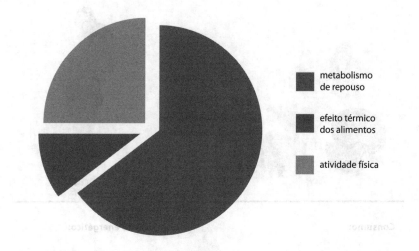

Figura 2.1 – Componentes do gasto energético total.

10 O QUE É BALANÇO ENERGÉTICO E QUAL SUA IMPORTÂNCIA?

O balanço energético se refere à quantidade de energia consumida e à quantidade de energia gasta ao longo de um dia.

Quando estamos ingerindo a mesma quantidade de energia que estamos gastando, o balanço energético é considerado neutro. É positivo quando a quantidade de energia que consumimos excede a que estamos gastando e é negativo quando ingerimos menos energia do que gastamos.

Quando pensamos em emagrecimento, a ideia é que o balanço energético negativo tenha um grande papel no processo de emagrecimento. No entanto, a qualidade dos alimentos que consumimos e o tipo de atividade que realizamos podem influenciar diretamente o processo de emagrecimento. Explicaremos mais à frente como isso é possível.

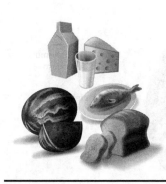
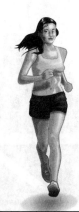
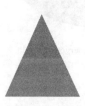

Consumo:

1 - Total de calorias

2 - Balanço de macronutrientes

Gasto energético:

1 - Taxa metabólica de repouso

2 - Efeito térmico do alimento

3 - Atividade física

FIGURA 2.2 – Componentes do balanço energético.

11 ENTÃO O GASTO ENERGÉTICO DURANTE O EXERCÍCIO NÃO É IMPORTANTE PARA O EMAGRECIMENTO?

Realmente, *não!*

O gráfico a seguir apresenta o percentual aproximado de contribuição da prática de exercícios no gasto energético diário.

A contribuição do exercício/atividade física no gasto energético diário está em aproximadamente 15% a 30% do total desse gasto. Seguindo esse raciocínio, relegaríamos a prática de exercício a uma pequena contribuição no processo de emagrecimento, se levássemos em consideração somente a contagem calórica. No entanto, o papel do exercício vai além do simples gasto calórico da atividade, interferindo diretamente no controle da fome, nas alterações no metabolismo de repouso e no uso de substratos energéticos. Dessa maneira, podemos concluir que o papel do exercício não está apenas em gastar calorias, e sim em aumentar o metabolismo corporal e, principalmente, mantê-lo nesse padrão por horas após o treino. Isso vai além do efeito EPOC (consumo de oxigênio pós--exercício). Para que isso seja possível, diversas estratégias de intensificação do treino devem ser utilizadas, e apenas um profissional de educação física qualificado está habilitado para as prescrever. Sendo assim, parece que o organismo lança mão de estratégias para compensar o desequilíbrio energético, diminuindo o metabolismo em repouso e aumentando a fome. Essa manobra parece acontecer também em grandes reduções de peso, nas quais o indivíduo apresenta dificuldades de manutenção do peso perdido.

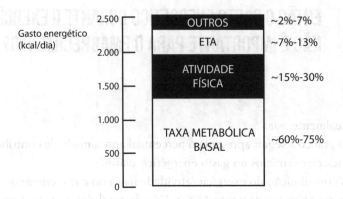

FIGURA 2.3 – Distribuição aproximada dos principais constituintes do gasto energético relativo a um adulto sedentário.
ETA: efeito térmico dos alimentos.

12 PERDER PESO É SINÔNIMO DE EMAGRECIMENTO?

Não!

Você pode ser pesado e magro, pesado e obeso, leve e magro, leve e obeso, ou, ainda, ter o peso considerado normal e ser magro ou obeso, pois o emagrecimento está relacionado à quantidade de gordura que o indivíduo possui, e não ao seu peso.

O corpo é composto por gordura, músculos, ossos, água, órgãos, entre outros componentes. Quando perdemos peso na balança, dificilmente sabemos se essa massa é correspondente à gordura. Se você cortar o cabelo, perde peso. Uma hidratação inadequada gera diminuição temporária de peso. E, se perder massa muscular, não emagrece.

Existem casos em que, mesmo com a diminuição de peso, não ocorre emagrecimento, já que, como mencionado, este está relacionado ao ganho ou à perda de gordura, não ao ganho ou à perda de peso. Portanto, fique atento a métodos, medicamentos e outras estratégias que prometem um emagrecimento milagroso. Em muitos deles, ocorre a perda de peso, que, além de não proporcionar a diminuição da gordura corporal, pode trazer diversos malefícios ao nosso organismo, tais como diminuição do metabolismo, queda da imunidade, perda da massa muscular, perda da força, da capacidade funcional, entre outros. Uma forma de detectar a possível perda de gordura está na redução das dobras cutâneas, resultando em diminuição das circunferências.

Compreendendo o emagrecimento

13 ESTRATÉGIAS QUE PROPORCIONAM UMA GRANDE PERDA DE PESO, TAIS COMO A REALIZAÇÃO DE SESSÕES DE SAUNA, EMAGRECEM?

Fazendo sauna, você perderá peso. Porém essa perda será decorrente da desidratação. O peso perdido corresponde, então, à massa de água, não de gordura.

A sauna é uma prática adotada muitas vezes por atletas de alto nível (principalmente lutadores) na intenção de reduzir o peso corporal rapidamente. O princípio é de, por meio do processo de transpiração, eliminar água do organismo. Caso seja feita uma pesagem antes e após a prática da sauna, a diferença se torna visível na balança. Contudo, tal prática, por se tratar de uma agressão ao estado fisiológico do indivíduo, pode acarretar diversas respostas deletérias ao organismo. Dentre elas destacam-se, além da desidratação, a queda na resposta imunológica, a instabilidade na resposta de enzimas e o desequilíbrio da temperatura corporal (termorregulação). Tal quadro tende a se agravar quando da utilização de blusões, bandagens etc.

14 MÚSCULO PESA MAIS DO QUE GORDURA? QUAL A RELAÇÃO DISSO COM O PROCESSO DE EMAGRECIMENTO?

A resposta para essa pergunta foge ao âmbito da fisiologia e fica, simplesmente, na física.

Peso é o produto de massa x gravidade da Terra. Consideremos que a gordura tenha a mesma massa que o músculo. Como a gravidade agirá em ambos, na gordura e no músculo, o peso será o mesmo. No entanto, ainda pelo prisma da física, volume é o resultado da massa / densidade. Como a gordura é menos densa que a musculatura, por consequência, seu volume será maior, ocupando mais espaço. Dessa forma, quando emagrecemos, perdemos medidas com mais facilidade, em comparação com a perda de massa muscular. Portanto, dentre as referências indiretas (as diretas são técnicas para avaliar mais precisamente o percentual de gordura corporal), as medidas antropométricas são as mais importantes e facilmente detectáveis para sabermos se o cliente/aluno está atingindo os resultados desejados por meio de treinos e de dietas.

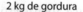
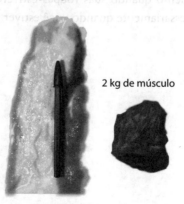

FIGURA 2.4 – Diferença entre a densidade do tecido muscular e a do tecido adiposo.

15 QUAL A RELAÇÃO ENTRE A DIMINUIÇÃO DE PESO NA BALANÇA E A DIMINUIÇÃO DE MEDIDAS?

Um quilo de gordura pesa igual a um quilo de massa muscular, no entanto, ocupam volumes diferentes no espaço. Como o músculo é mais denso, ocupa um espaço menor. O que incomoda as pessoas são os "excessos de gostosura" que se instalam em regiões como cintura, quadril, braços, coxas, costas etc. Ninguém se importaria em pesar uma tonelada se sua silhueta estivesse da maneira desejada.

A questão é que, quando nos pesamos, todas as estruturas corporais são aferidas em conjunto (músculos, gordura, órgãos, água etc.), e, dessa forma, não é uma garantia que estamos emagrecendo quando perdemos peso.

Densidade é a massa dividida pelo volume, ou seja, um quilo de gordura e um quilo de músculo apresentam volumes diferentes, já que a densidade dessas estruturas é diferente. Para compreender melhor, imagine uma peça de algodão e uma de chumbo. Um quilo de chumbo cabe na palma de uma mão, enquanto um quilo de algodão, não. Nesse caso, as densidades são diferentes, embora as massas sejam iguais, o que resulta em um volume diferente ocupado por cada estrutura. Como conclusão, pode-se dizer que ocorrerá emagrecimento quando suas roupas estiverem ficando mais "larguinhas", e não necessariamente quando você estiver pesando menos.

16 SENDO ASSIM, COMO SEI SE ESTOU REALMENTE EMAGRECENDO?

Fazendo avaliações físicas regularmente.

O índice de massa corporal (IMC) é um método de avaliação da composição corporal que usa o peso e a altura dos avaliados. Sua fórmula é: peso / altura^2. Quando grandes amostragens populacionais precisam ser avaliadas e essa amostra é composta, sobretudo, por sedentários, o IMC tende a apresentar um bom cenário para melhor conhecer o perfil dos participantes. Quando se trata de indivíduos fisicamente ativos ou atletas, os valores podem apresentar erro, em razão do grande volume de massa muscular apresentado por esses indivíduos, já que os atletas de cada esporte apresentam características fenotípicas muito particulares, o que demandaria uma avaliação mais aprofundada, tal como a análise do percentual de gordura corporal a partir de testes mais específicos.

Existem métodos mais precisos para se aferir a composição corporal, como DEXA, pesagem hidrostática, ressonância magnética, impedância bioelétrica, espessimetria e medida de circunferências.

Compreendendo o emagrecimento

17 EXISTE REALMENTE UMA TENDÊNCIA PARA SER GORDO OU MAGRO?

Sim.

Algumas pessoas realmente podem apresentar uma predisposição genética a ganhar ou perder peso. Entretanto, é importante ressaltar que indivíduos que possuem uma tendência a ganhar ou a perder peso não serão obrigatoriamente gordos ou magros.

Nos últimos anos, os cientistas têm estudado muito a interferência genética na obesidade, e sabe-se que sua influência é muito baixa, de apenas 5% a 10%. Essa interferência, apesar de ser muito pequena, pode ser importante em indivíduos sedentários e que possuem hábitos de vida inadequados, como dieta desbalanceada, tabagismo, poucas horas de sono, entre outros. Dessa forma, indivíduos que apresentam alguns genes da obesidade, quando têm estilos de vida saudável, não desenvolvem obesidade.

Atualmente, sabe-se que o mais importante para o controle de peso é manter um estilo de vida saudável, uma dieta equilibrada e exercício físico periódico, assim como as horas de sono e o controle do estresse.

18 PERCENTUALMENTE, QUAL A RELEVÂNCIA DA GENÉTICA NO DESENVOLVIMENTO DA OBESIDADE? ISSO É DESCULPA DE QUEM NÃO TEM DISCIPLINA PARA TREINAR E SE ALIMENTAR DIREITO?

Um dos princípios interessantes da biologia prediz que fenótipo é o produto do genótipo *versus* o ambiente. Por ambiente, entendemos a alimentação, o treinamento, o estresse, o descanso, entre outros fatores. A ciência, mesmo após o mapeamento do genoma humano, não conseguiu quantificar qual é o peso da genética e do ambiente no desenvolvimento da obesidade. Contudo, mais recentemente, surgiram técnicas capazes de analisar pequenas mutações genéticas existentes em nosso DNA chamadas de polimorfismos ou SNP (do inglês, *single nucleotide polimorphisms*). Trata-se de algo que, embora pareça distante de nossa realidade, já apresenta grande aplicabilidade mundo afora. Um SNP significa a alteração de um simples nucleotídeo em nosso DNA, conforme exemplificado a seguir:

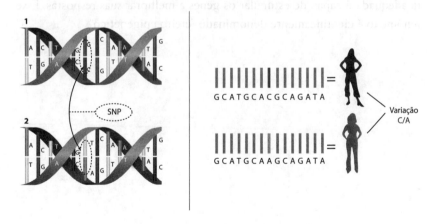

Figura 2.5 – Polimorfismos e sua função em nossa predisposição genética.

As trocas de um nucleotídeo único são denominadas SNPs (pronuncia-se *snips*).

Nesse exemplo, mostramos a sequência genética de duas pessoas. A primeira possui um C, e a outra possui um A na mesma posição do gene. Essas trocas constituem variações genéticas que fazem os seres humanos únicos e podem, em parte, responder à pergunta sobre se temos ou não tendência a ser obesos. Com base em uma simples amostra de saliva, podemos identificar esses polimorfismos e usar esses resultados a fim de melhorar a prescrição de treino para emagrecer. Abaixo seguem algumas empresas que já realizam mundo afora esse tipo de teste, que em breve deve chegar ao Brasil.

 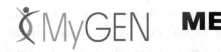 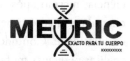

Figura 2.6 – Exemplos de empresas estrangeiras que realizam testes voltados para nutrição e prescrição de treino baseado na predisposição genética.

Sendo assim, podemos afirmar que temos, sim, predisposição a ser obesos. Mas é claro que tanto a prática correta de exercícios como uma dieta adequada é capaz de estimular os genes a melhorar suas respostas. Esse fenômeno é cientificamente denominado "efeito epigenético".

19 O EXCESSO/FALTA DE SONO INTERFERE NA OBESIDADE/EMAGRECIMENTO? COMO OCORRE ESSE PROCESSO?

Sem dúvidas!

Dormir mal dificulta e até mesmo contribui para o ganho de gordura corporal. O descanso é parte fundamental para nos recuperarmos das demandas que impomos ao nosso organismo ao longo do dia. Essa necessidade varia entre indivíduos, mas é certo que, independentemente do número de horas que cada um necessite para estar recuperado, isso feito de forma ineficiente levará ao aumento de hormônios catabólicos e diminuirá a secreção de hormônios anabólicos.

Conforme Nedeltcheva et al. (2010), a restrição do sono, ou mesmo a diminuição das horas dormidas, podem levar ao aumento na ingestão de alimentos ao longo do dia e ao ganho de gordura corporal.

20 SE EU TIVESSE QUE OPTAR POR UM MÉTODO DE EMAGRECIMENTO, O QUE SERIA MAIS INDICADO: COMER BEM E NÃO PRATICAR EXERCÍCIOS OU PRATICAR EXERCÍCIOS E NÃO ME PREOCUPAR COM A ALIMENTAÇÃO?

Não existe um fator que seja mais importante do que o outro, ambos são importantes para o emagrecimento e se complementam para atingir esse objetivo.

Muitas pessoas podem conseguir bons resultados só com dieta, entretanto, por pouco tempo. Para que o emagrecimento ocorra apenas com dieta, esta deve ser restritiva, com consumo calórico muito baixo, o que pode se tornar monótono, difícil de se manter por muito tempo, e pode causar alguns sintomas como fraqueza e dores de cabeça, além de uma diminuição crônica da taxa metabólica basal. Se, ainda assim, esse tipo de dieta for mantido, o organismo pode se acostumar à nova situação de baixa ingestão calórica e começar a poupar as calorias consumidas, situação conhecida como platô, na qual o indivíduo para de perder peso, mesmo comendo pouco.

Os indivíduos que optam apenas por exercícios físicos e não se preocupam com a alimentação podem melhorar sua força, aumentar a massa magra e ter mais disposição, porém dificilmente perdem gordura corporal. Isso porque, na maioria das vezes, a adaptação metabólica ocasionada pelo exercício físico é compensada pelo consumo despreocupado. Desse modo, a fórmula correta e saudável do emagrecimento é a combinação de uma dieta saudável, controlada e sem restrições calóricas excessivas com o exercício físico periódico.

Quadro 2.1 – Benefícios do exercício físico e da alimentação no emagrecimento

Exercício físico	Controle da alimentação
Favorece o aumento de hormônios responsáveis pela lipólise (quebra de gordura do tecido adiposo)	Impede o consumo excessivo de calorias
Favorece a captação de gordura pelo músculo esquelético para sua oxidação	Impede o aumento dos estoques de gordura
Aumenta o gasto energético total	Favorece a queima de gordura ocorrida durante e após o treino

3

EXERCÍCIO E EMAGRECIMENTO

Culturalmente, quem busca o emagrecimento realiza atividades de baixa intensidade e longa duração, como caminhadas leves, por 30 minutos ou mais, ciclismo, natação, aulas coletivas, entre outras. A ineficiência desse tipo de atividade apresenta, na prática, resultados frustrantes.

O que vemos, atualmente, é a diminuição no número de sedentários no país sem uma redução no número de indivíduos com sobrepeso e obesos. Dentre aqueles que buscam essas atividades, é muito comum a contagem de calorias e a utilização da gordura como substrato energético durante a atividade.

É necessário que profissionais da área da saúde revejam seus conceitos na aplicação de protocolos de treinamento e na prescrição de dietas, recorrendo à ciência para reduzir efetivamente o quadro de indivíduos que possuem tal condição, que, além de causar grandes impactos na saúde, causa impactos na qualidade de vida.

Neste capítulo, procuraremos elucidar como o exercício pode impactar o metabolismo e a oxidação de gordura.

21 TREINAR EM JEJUM POTENCIALIZA A QUEIMA DE GORDURAS? O QUE ACONTECE COM O MEU ORGANISMO NESSE CASO?

Não.

O treinamento em jejum é considerado por alguns especialistas como o melhor treino para emagrecimento, pois é, teoricamente, uma condição fisiológica "ideal" para a perda de peso. Entretanto, na prática, apresenta diversos efeitos fisiológicos adversos que atrapalham o emagrecimento.

Quando estamos em jejum, nossa glicemia está baixa, ocasionando a liberação de dois hormônios importantes para a quebra da gordura do tecido adiposo e para a oxidação da gordura pelo músculo esquelético: cortisol e glucagon. Ao iniciarmos o exercício físico em jejum, há a liberação de catecolaminas (adrenalina e noradrenalina), responsáveis pela lipólise (quebra da gordura do tecido adiposo). Portanto, ao treinar em jejum, a glicemia está baixa, há maior captação e utilização dos ácidos graxos provenientes do tecido adiposo pelo músculo e, hipoteticamente, há maior "queima" de gordura.

Entretanto, se sabe que, em treinos em jejum, o cortisol, um dos hormônios responsáveis pela quebra de gordura, aumenta consideravelmente. Esse hormônio também é responsável pela proteólise, quebra da proteína muscular. Assim, treinar em jejum favorece a utilização de proteínas musculares como fonte energética. Esse hormônio também é responsável pela imunossupressão, ou seja, faz que o sistema imune fique mais fraco, facilitando o desenvolvimento de infecções oportunistas (muitos indivíduos que treinam em jejum reclamam de faringites ou resfriados com frequência). O cortisol em excesso também aumenta a fome e o desejo por alimentos fontes de carboidrato, podendo causar uma compulsão alimentar pós-treino. Assim, o consumo energético pós-exercício pode ser muito superior ao gasto energético no treino em jejum.

Além disso, sabe-se que o cérebro utiliza quase que preferencialmente a glicose. No jejum, a glicose sanguínea está baixa, e, durante o exercício, ela continua a cair, podendo faltar glicose para o cérebro, o que pode causar desmaios, comuns aos indivíduos que realizam seus treinos em jejum. Mesmo nos indivíduos que não desmaiam realizando esse tipo de treino, a sensação de cansaço e fadiga é muito maior nessas condições, atrapalhando seu rendimento e, consequentemente, a perda de gordura.

Dessa forma, nota-se que, no jejum, ocorre uma incapacidade metabólica de se oxidar gordura com eficiência. O benefício extra de se treinar em jejum pode, então, ser facilmente ofuscado por muitos efeitos adversos causados por esse tipo de treinamento. O treinamento em jejum oferece mais desvantagens em relação às suas vantagens, como demonstrado no quadro a seguir.

Quadro 3.1 – Vantagens e desvantagens do treino em jejum

Vantagens	Desvantagens
Pode favorecer o aumento de mobilização de gordura, porém apenas durante o treinamento	Aumenta a quebra de proteína muscular
	Aumenta a fome e a compulsão alimentar
	Pode causar tontura, desmaios
	Aumenta a imunossupressão
	Aumenta a sensação de cansaço e fadiga

Exercício e emagrecimento 47

22 QUAL O PAPEL DA PRÁTICA DE EXERCÍCIOS E DA NUTRIÇÃO NO EMAGRECIMENTO?

Esse binômio, atividade física/nutrição, é a maneira mais saudável e sustentável para se emagrecer com eficiência. Saudável porque, como "efeito colateral", você recebe inúmeros benefícios biológicos e psicológicos; e sustentável porque uma estratégia bem determinada entre as duas áreas trará resultados realmente eficientes e que podem ser mantidos por um grande período. Vamos tentar explicar o papel de cada um deles no emagrecimento, bem como a melhor maneira de unirmos os dois para alcançar um resultado realmente eficiente.

O exercício realizado de maneira objetiva e simplificada tem um papel inflamatório agudo. Dito de outro modo, sua função é desestabilizar o equilíbrio do organismo. A partir disso, o corpo inicia um processo de recuperação e reequilíbrio das funções fisiológicas que demanda muita energia (se o exercício for prescrito de maneira adequada). Nesse momento, entra em cena o papel fundamental da nutrição. Ela é quem fornece ao organismo as ferramentas necessárias para um bom processo de recuperação fisiológica. Usando uma analogia, o exercício suja a casa, e a nutrição ajuda a limpar a sujeira. Após isso, a casa ficará mais limpa e já preparada para futuras sujeiras.

Neste ponto, torna-se importante não apenas a ingestão equilibrada de nutrientes, mas também um consumo destes no momento adequado, para que o organismo tenha um maior aproveitamento. Dessa maneira, torna-se importante termos em mente que de nada adianta um treinamento bem realizado se não otimizarmos ao máximo o processo de recuperação do organismo. Por esse motivo, muito se fala que a nutrição é mais importante que o exercício no processo de emagrecimento. Em parte, isso é verdadeiro; contudo, sendo ambos pilares de sustentação para o processo de emagrecimento, contextualizar o peso de cada um seria uma tarefa injusta, já que, dado o exemplo anterior, só limparemos uma casa se esta estiver suja. Simplificando em imagens:

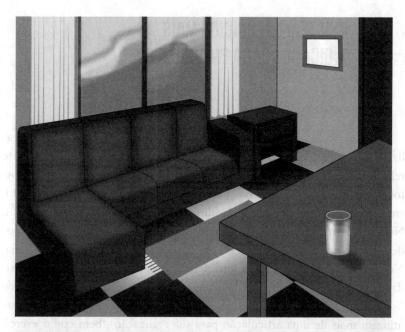
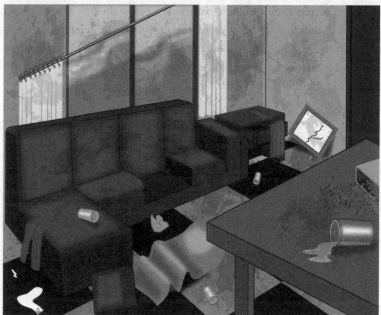

FIGURA 3.1 – O exercício suja a casa (corpo) e a nutrição ajuda a limpar a sujeira.

23 EXISTEM EXERCÍCIOS MAIS INDICADOS PARA EMAGRECER?

Na verdade, mais importante do que o exercício é a forma de realizá-lo. A intensidade com que se realiza os exercícios está diretamente relacionada à eficiência que eles terão no processo de emagrecimento. Gostos pessoais, características dos indivíduos, experiência com treinamento, entre outros fatores, influenciarão diretamente na escolha dos exercícios. No caso de indivíduos obesos, atividades que geram muito impacto podem trazer prejuízos articulares, caso não ocorra a adaptação necessária. No caso de iniciantes, a baixa qualidade coordenativa associada à intensidade pode não ser eficiente, colocando em risco a execução e a integridade física dos praticantes. Sendo assim, exercícios de caráter multiarticular (que utilizam mais de uma articulação para sua realização), bem como exercícios multiplanares (que utilizam mais de um plano de movimento para sua realização), tendem a ser mais eficientes, contanto que sejam realizados da forma correta. Isso significa que a intensidade, a amplitude, a velocidade de execução, o tempo de execução e o intervalo entre as séries, entre outras variáveis, garantirão o sucesso no resultado final.

24 EXISTEM EXERCÍCIOS ESPECÍFICOS QUE PROMOVEM A PERDA DE GORDURA LOCALIZADA?

Infelizmente, não! Essa, sem dúvida, é uma das questões que gera maior polêmica e que por mais vezes já foi feita pelos praticantes de exercícios que pretendem emagrecer. Contudo, não existe comprovação na literatura científica sobre o tema. Existe a hipótese de que a maior vascularização associada a uma maior atividade metabólica local pode fazer que músculos exigidos durante um tipo de atividade levem a uma maior perda de gordura nas regiões adjacentes, mas, de forma geral, quando treinamos uma determinada musculatura, ocorre um fortalecimento desta sem relação direta com a gordura que está na área adjacente às fibras musculares, ou seja, não podemos afirmar que a perda de gordura localizada exista. Além disso, outros aspectos biológicos devem ser considerados, tais como o número e a ação dos receptores adrenérgicos (responsáveis pela lipólise), os transportadores e as enzimas responsáveis pela oxidação das gorduras, os fatores genéticos associados, entre outros.

25 FAZER EXERCÍCIOS ABDOMINAIS DIMINUI A "BARRIGA"?

Da mesma maneira que a resposta anterior, também não!

O que acontece é um fortalecimento da musculatura abdominal. É importantíssimo manter essa musculatura bem fortalecida, sobretudo pela proteção de órgãos e vísceras localizados na região central do corpo. Além disso, a musculatura abdominal tem um papel importante na manutenção da pressão interna na cavidade abdominal.

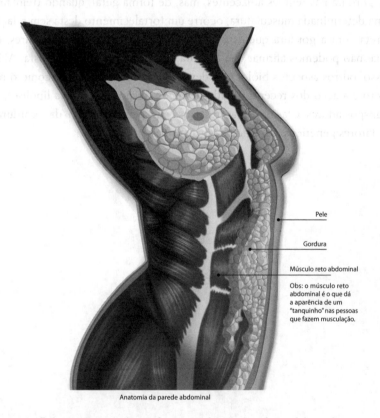

Anatomia da parede abdominal

Pele
Gordura
Músculo reto abdominal
Obs: o músculo reto abdominal é o que dá a aparência de um "tanquinho" nas pessoas que fazem musculação.

Figura 3.2 – Estrutura anatômica dos tecidos que recobrem a musculatura abdominal.

Em razão de um aumento na atividade de receptores, transportadores e enzimas lipolíticas de maneira localizada (modulados pelo processo de contração muscular), uma determinada região do corpo (por exemplo, a abdominal) poderá ter uma menor concentração de gordura quando essa musculatura é ativada com frequência. Contudo, as gorduras circulam pelo nosso corpo e sofrem *turnover* (processo de captação e liberação de gordura das células), processo esse que ocorre em todas as células, e não apenas naquelas ativadas pelo processo de contração muscular.

Porém exercícios abdominais causam um impacto muito pequeno no metabolismo, e, dessa forma, mesmo que pensássemos em utilizá-los de forma intensa, ainda assim mobilizariam e utilizariam pouca gordura.

Sendo assim, não podemos afirmar que o exercício abdominal proporciona a queima de gordura localizada apenas na região abdominal, mas que treinar bem essa área contribui para um maior gasto de gordura de forma crônica em todo o corpo, inclusive no abdome.

Exercício e emagrecimento

26 O QUE É UM TREINO PARA DEFINIÇÃO?

Um treino para definição nada mais é do que um treino de emagrecimento. No entanto, treinar somente para o emagrecimento e não possuir um bom volume muscular não proporciona o resultado que os indivíduos buscam.

A chamada "definição" é produto da baixíssima camada de gordura por cima de uma determinada musculatura, fazendo que esta se torne aparente. Para atingir esse objetivo, deve-se fugir dos protocolos de treinamento que comumente utilizam um número alto de repetições com baixa carga, assim como treinamentos aeróbios de baixa intensidade e de longa duração. Treinos voltados para hipertrofia cumprem bem esse papel, além de treinos intervalados de alta intensidade.

Embora não seja o objetivo deste livro falar sobre hipertrofia, existe um mito relacionado ao ganho de massa muscular em mulheres, que, com medo de ficarem musculosas, evitam esses treinos. No entanto, além de não acontecer o aumento do tamanho do músculo da noite para o dia, mulheres possuem uma limitação enorme pra atingir tal objetivo. Como essa é uma estratégia fundamental para quem busca "definição", mulheres podem se beneficiar desse trabalho despreocupadas.

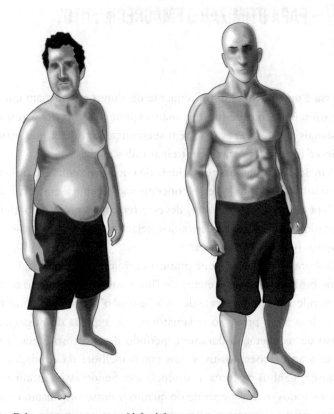

Figura 3.3 – Diferenças entre um corpo "definido" e outro não.

Exercício e emagrecimento

27 EXISTE UMA QUANTIDADE DE TREINO IDEAL PARA OTIMIZAR O EMAGRECIMENTO?

Essa é uma dúvida muito frequente de alunos que iniciam um programa de exercícios, ou mesmo dos mais experientes. Ao dar a resposta, os profissionais, muitas vezes, não têm segurança para dizer que quantidade de treino é ideal. Afinal, faz bem treinar todos os dias?

A maioria das pessoas tem a ideia de que quanto mais se treina, maior será o resultado. Contudo, esse conceito não se aplica em todas as situações. Para compreender melhor, deve-se ter em mente qual o efeito proporcionado por uma sessão de treinos, sejam estes de musculação e/ou em ergômetros (esteira, bicicleta etc.).

Embora seja consenso que praticar exercícios faz bem à saúde, se analisarmos biologicamente o efeito de "levantar pesos" ou "correr até cansar", entenderemos que se trata de uma "agressão" ao nosso organismo. Essa agressão leva a um processo inflamatório, e a resposta do nosso corpo no processo de recuperação durante o período de descanso é que leva o organismo a adaptações positivas, tais como melhora da condição cardiorrespiratória, ganhos de força, resistência etc. Sendo assim, praticar ou não exercícios todos os dias depende de quanto o nosso organismo está preparado para resistir ao estresse inflamatório proporcionado pelo exercício e de quanto tempo ele necessita para se recuperar.

Portanto, indivíduos que estão iniciando a prática de exercícios ou que estão parados há muito tempo geralmente levam mais tempo para se recuperar, sobretudo se a intensidade do treino for elevada. Isso significa que treinar intensamente todos os dias pode ser prejudicial, e o professor deve montar uma planilha de treinos que leve esses fatores em consideração.

Em conclusão, quando tratamos de emagrecimento, manter um volume exagerado de treinamento pode ser uma estratégia inadequada. Submetido a intensidade e a volumes elevados, muitas vezes com um consumo energético baixo, o organismo pode entrar em um estado de excesso de treinamento denominado *overtraining*. Esse estado promove o aumento da secreção de diversos hormônios, entre eles o cortisol, que estimula o aumento da glicemia. Esta, por sua vez, provoca o aumento da secreção da insulina, e todo esse processo dificulta o emagrecimento. O cortisol também interfere na qualidade do sono e na recuperação do organismo, o que também pode prejudicar o processo de eliminação de gordura corporal.

28 QUANTO TEMPO DEVE DURAR UMA SESSÃO DE TREINO PARA O EMAGRECIMENTO EFICIENTE?

Qualidade não significa, necessariamente, quantidade. Não existe um tempo determinado para atingir mais eficiência no processo de emagrecimento. Uma coisa é certa: as pessoas treinam muito mais do que deveriam!

De acordo com Tremblay et al. (1990), indivíduos que gastam um menor número de calorias ao longo do dia, mas que se envolvem em atividades mais vigorosas, possuem uma menor quantidade de gordura corporal e menor relação cintura/quadril.

Treinos eficientes podem durar poucos minutos e desencadear ações que levem a um resultado eficiente com relação ao emagrecimento. Na verdade, o ideal é que consigamos fazer que o aluno atinja e mantenha o estímulo metabólico pelo maior tempo possível em seu organismo como um todo. Isso significa criar um *"déficit* energético" de ATP (gastar mais ATP do que se consegue recuperar na mesma unidade de tempo). Dessa maneira, mesmo que realizemos treinos curtos, se estes proporcionarem maior investimento energético baseado em ATP, os resultados desejados serão alcançados. Veja o exemplo a seguir:

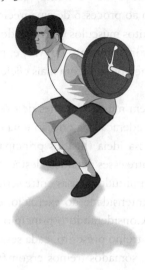

(a) agachamento

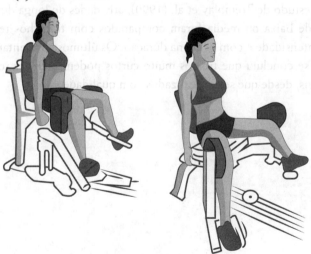

(b) cadeira abdutora

FIGURA 3.4 – Exercícios mono (a) e multiarticulares (b).

Exercício e emagrecimento

A figura esquematiza o mecanismo básico (existem muitos outros envolvidos, que serão tratados mais à frente) que interfere diretamente na adaptação do organismo ao processo de emagrecimento. Repare que exercícios que estimulam muitos músculos (classificados como multiarticulares) proporcionam um maior investimento de ATP, e, por esse motivo, levam o organismo ao "estresse metabólico" com mais eficiência que os demais tipos de exercícios.

Obviamente, existem muitos detalhes de extrema relevância que devem ser levados em consideração na criação e na condução de uma sessão de treinos com base nessa ideia (ligados principalmente ao controle das variáveis de treino). Dentre esses detalhes, destacam-se: velocidade de execução do movimento, amplitude, pausas entre séries, volume de exercícios propostos, controle da intensidade do exercício, entre outros pontos que devem ser observados. Considerando o princípio do volume (duração do treino) x intensidade do treino prescrito, cada sessão deve ter, no máximo, de 45 minutos a 1 hora, somados treinos ergométricos e com pesos. Isso porque a intensidade com a qual o exercício é realizado é muito mais importante do que o tempo de duração.

No estudo de Tremblay et al. (1990), atividades de longa duração de intensidade baixa ou média foram comparados com trabalhos realizados em alta intensidade e com pequena duração. Os últimos apresentaram vantagem, e se concluiu que treinos muito curtos podem oferecer resultados muito bons, desde que sejam realizados com qualidade.

29 QUANTO MAIS CALORIAS EU GASTO DURANTE O TREINO, MAIS EU EMAGREÇO?

Pensar dessa maneira reporta à resposta de perguntas anteriores.

O fato é que, quando tentamos fazer cálculos aritméticos para explicar eventos biológicos, a chance de nos frustrarmos com os resultados é enorme. Isso porque nosso organismo não responde de maneira matemática.

O conceito de "balanço energético negativo" (gastar mais calorias na prática de exercícios e consumir menos) sempre tentou, de maneira fracassada, justificar a maior parte dos resultados pífios que indivíduos conseguem após períodos de grande restrição alimentar associados com atividades físicas como caminhadas, hidroginástica etc. Embora pareça um paradoxo, conseguimos, por meio de uma observação simples, notar que indivíduos engajados em programas de atividades de baixa intensidade e longa duração, como uma caminhada de 30 minutos, dificilmente conseguem resultados se não estiverem em uma dieta restritiva severa. Isso porque a relação entre calorias e emagrecimento é muito mal explorada, principalmente pela mídia e pela imprensa em geral.

Lembremos que gastar calorias é, sim, muito importante, e jamais deve ser algo explorado DURANTE uma sessão de treinos, mas, sim, durante todas as horas do dia por meio do aumento da TMB. Além disso, sistemas de treino e aulas coletivas que prometem gastar mil calorias, sem dúvida, não apresentam nenhum embasamento científico para tal e acabam por enganar os praticantes de exercícios que procuram emagrecer.

Por fim, é importante que fique claro que qualquer exercício ou atividade física é recomendado para emagrecer e tem seu valor biológico e motivacional, já que gasta calorias, sim. Contudo, não podemos nos esquecer de que, neste livro, estamos tratando de conceitos científicos mais eficientes para que se emagreça com eficiência, qualidade e segurança.

Um estudo interessante mostrou que indivíduos que gastaram três vezes mais calorias durante suas sessões de treinamento aeróbio não obtiveram resultados superiores na redução da gordura corporal ou mesmo na diminuição da circunferência abdominal.

Exercício e emagrecimento

30 EXERCÍCIOS AERÓBIOS SÃO OS MAIS EFICIENTES PARA O EMAGRECIMENTO?

Exercícios aeróbios, sobretudo aqueles realizados em baixa intensidade, parecem não ser a melhor estratégia quando o assunto é o emagrecimento.

Existem muitas dúvidas no que diz respeito a qual o melhor tipo de exercício para emagrecer. Invariavelmente, o público em geral e até muitos profissionais da área da saúde indicam e se utilizam dessas modalidades, como caminhadas, ciclismo, corridas etc. Essa preferência vem do fato de que exercícios aeróbios de baixa/moderada intensidade e maior duração utilizam a gordura como fonte prioritária de energia durante sua prática, enquanto, nos exercícios anaeróbios, são utilizados carboidratos como principal combustível. O grande problema é que essa informação, embora real no que diz respeito ao percentual de gordura utilizado durante o exercício (zona-alvo para queima de gordura), acaba sendo mal interpretada como sendo a atividade mais eficiente para o emagrecimento.

Um exemplo desse equívoco está na figura a seguir, um quadro usualmente fixado em ergômetros, como esteiras e bicicletas ergométricas.

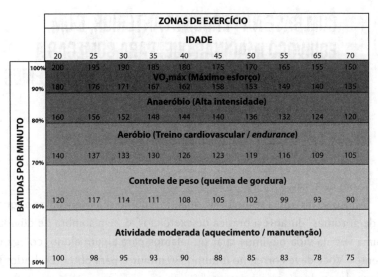

FIGURA 3.5 – Teoria do trabalho cardiovascular em zonas de frequência cardíaca alvo para objetivos específicos em exercícios aeróbios/ergométricos.

Precisamos lembrar que a prática de exercícios funciona como um sinal estressor para o corpo, que, em razão desse processo, adapta suas funções fisiológicas e metabólicas para se recuperar do estresse sofrido. Sendo assim, exercícios de longa duração e baixa intensidade, como caminhada, bicicleta entre outros, embora gastem mais gordura relativamente, não estimulam o "estresse" necessário para que o corpo proporcione alterações no metabolismo corporal que o tornem mais eficiente na utilização dela. Além disso, o gasto de gordura durante a atividade é um efeito agudo, e o emagrecimento é um efeito crônico. Dessa forma, olhar de maneira isolada para a utilização de um substrato durante sua prática é um erro. Metaforicamente, é como pensar que alguém que tem um grande salário seja um milionário. Essa afirmação pode levar a um grande equívoco, porque ganhar dinheiro é efeito agudo e ficar milionário é resultado de um processo mais complexo.

Os estudos de Wilmore et al. (1999) e Donelly et al. (2003) mostram que mesmo uma atividade realizada dentro do ponto de melhor utilização de gordura corporal não traz os resultados esperados para o emagrecimento, ainda que os indivíduos estejam em balanço energético negativo.

31. COM BASE NA PERGUNTA ANTERIOR, É UM EQUÍVOCO IMAGINAR QUE, PARA COMEÇAR A "QUEIMAR GORDURAS" E EMAGRECER, DEVEMOS CORRER PELO MENOS 30 MINUTOS?

Com certeza!

Muito se discute a respeito de quando e como se potencializa a "queima de gorduras" durante a prática de exercícios, e, sem sombra de dúvidas, alguma vez na vida ouvimos falar ou falamos para algum aluno, colega ou parente: "Você deve correr, no mínimo, 30 minutos para obter resultados na queima de gordura/emagrecimento".

Para entender melhor esse conceito, observe a figura:

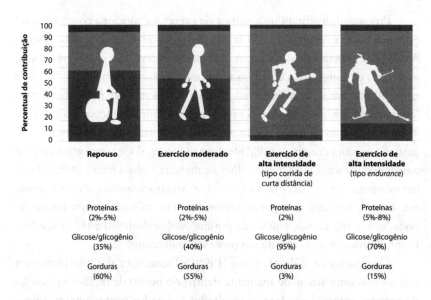

Figura 3.6 – Contribuições dos substratos energéticos durante diferentes atividades físicas.
Fonte: Carnevali Jr. (2012)

A figura mostra que exercícios moderados utilizam percentualmente maior quantidade de gorduras, se comparados com exercícios mais intensos. Ainda nesta linha, observamos também que, em repouso, esse percentual é ainda maior, o que abre um questionamento, pois, se em repouso se gasta mais gordura, levar em consideração o percentual do uso de gorduras como parâmetro não é o ideal. O fato é que, para o nosso corpo, identificar qual substrato energético está sendo utilizado como fonte de energia durante a prática de exercícios não é relevante, já que todas as funções celulares dependem de uma molécula chamada ATP, que pode ter sua ressíntese a partir de qualquer substrato, variando apenas o percentual de contribuição desse no processo.

Portanto, relacionar o percentual de participação das gorduras como substrato energético com a maior ou menor eficiência em emagrecer faz que grande parte dos profissionais de educação física prescreva treinos de forma inadequada para seus alunos. Estes, por sua vez, acabam não alcançando os resultados esperados e partem para outras estratégias de emagrecimento (farmacológica, cirúrgica, entre outras).

Neste livro, trataremos ainda sobre as melhores estratégias de treino para o emagrecimento; contudo, apenas para que fique claro, não podemos nos esquecer de que a prática de exercícios serve não apenas para queimar calorias e utilizar gorduras, e sim como um estímulo de estresse metabólico, e que, para que o treino seja proporcionado da melhor maneira possível, é necessária uma adaptação de seu modelo, independentemente de se esse novo modelo proporciona ou não um maior gasto de gordura em sua realização.

Como exemplo científico desse processo, Donnelly et al. (2000), em seu estudo, dividiram mulheres moderadamente obesas em dois grupos. Um deles realizou atividades aeróbias de baixa ou média intensidade durante 30 minutos, cinco vezes na semana. O outro realizou as atividades três vezes na semana, divididas em duas sessões com 15 minutos de duração separadas por horas. A ingestão de alimentos foi controlada, e as participantes não aumentaram nem diminuíram o consumo de calorias ao longo do período do estudo, o que indicava balanço energético negativo pela introdução da prática das atividades aeróbias. Após o período de 18 meses, as participantes não reduziram seu percentual de gordura significativamente, não havendo diferenças também entre os grupos.

32 ENTÃO QUER DIZER QUE EXERCÍCIOS AERÓBIOS NÃO SÃO EFICIENTES?

Não funciona bem assim, mas, para melhor entender a resposta a essa questão, vamos usar um exemplo.

O uso de gorduras como fonte energética durante o esforço seria como se o organismo entendesse a utilização das reservas energéticas de gordura como uma agressão ao corpo. Dessa maneira, lança mão de algumas estratégias, como diminuição do metabolismo de repouso, diminuição da produção de hormônios que estimulam a lipólise e o metabolismo e aumento da fome para tentar restabelecer os estoques de gordura utilizados. Sendo assim, é claro que exercícios realizados em baixa intensidade não engordam, pois, afinal de contas, gastam calorias e ajudam na manutenção da saúde. Contudo, essas adaptações metabólicas, dependendo do comportamento alimentar (ou seja, do balanço energético), podem favorecer o acúmulo de gorduras no corpo. Por isso, é muito perigoso acreditar que uma caminhada no dia seguinte pode compensar uma alimentação rica em gorduras feita no fim de semana.

33 O TREINAMENTO FUNCIONAL É INDICADO PARA EMAGRECER?

Muito popular e utilizado na maior parte das academias, estúdios e clubes, o treinamento funcional ocupa um cenário a partir de 2012, com a promessa de uma atividade eficiente, que se utiliza de exercícios funcionais, fortalecimento do *core*, trabalhos de equilíbrio e potência, muitas vezes realizados no formato de circuitos e com intensidade elevada. No entanto, é comum ouvir esse tipo de pergunta com relação a outras atividades também. Caminhar é bom para emagrecer? E ciclismo? E natação? E boxe?

Como já mencionado em perguntas anteriores, entendemos que não depende tanto da atividade, mas, sim, de como a realizamos. Caminhar promoverá o emagrecimento se, para o praticante, essa atividade for intensa. Agora, se estamos falando de um praticante que tem um bom condicionamento, a atividade não trará o mesmo resultado. Portanto, é relativo.

Especificamente sobre "treinamento funcional", trata-se de um termo comercial para designar uma atividade que desenvolva algumas capacidades físicas e gestos motores específicos de algumas modalidades esportivas, por exemplo, tênis, boxe, golfe etc. Na prática, o que vemos nas academias e clubes é o treinamento funcional sendo utilizado como uma atividade em formato de circuito, explorando algumas capacidades físicas e utilizando-se muito de exercícios que envolvem grandes grupamentos musculares e que são executados fora de máquinas.

Insistimos que mais importante do que onde está sendo realizado é como está sendo realizado. A elaboração de circuitos de treinamento funcional com intensidades adequadas, utilizando de intervalos corretos, certamente trará excelentes resultados. Uma questão importante relacionada a esse tipo de treinamento é que as dificuldades impostas aos exercícios muitas vezes impedem a execução de maneira intensa, sobretudo se forem executados com a técnica correta.

Pacheco et al. (2013) não verificaram resultados positivos do treinamento realizado dessa maneira em comparação com o treinamento tradicional, nem melhorias de força, potência ou redução de gordura corporal.

Exercício e emagrecimento

34 EXISTE UM HORÁRIO MELHOR PARA TREINAR, QUANDO SE OBJETIVA O EMAGRECIMENTO, OU ISSO NÃO EXERCE INFLUÊNCIA NOS RESULTADOS?

A disposição para realização de exercícios varia entre os indivíduos. Embora atividades em alta intensidade apresentem uma grande adesão por parte dos praticantes e sejam seguras mesmo para populações especiais, elas podem causar alguns inconvenientes para indivíduos que têm dificuldades para dormir, já que o metabolismo permanece acelerado durante algumas horas pós--treinamento. Embora existam pesquisas indicando que há uma incidência maior de infartos agudos no miocárdio no período da manhã, tal informação se aplica a pessoas com predisposição. Sendo assim, embora devamos nos atentar para a prática de atividades nesse período, se sabe, também, que existe um pico de produção do hormônio cortisol, que é considerado por muitos como um vilão para ganho de massa muscular e, até mesmo, de resultados em um programa de treinamento. Contudo, temos que compreender claramente o papel da prática de exercícios (papel este que já fora bem elucidado em questões anteriores), atentando que se trata de um momento catabólico, estressor etc., e, portanto, a participação do hormônio cortisol, em combinação com outras variáveis, pode contribuir para uma resposta mais eficiente durante e após a sessão de treinos.

No mais, o horário dependerá basicamente da adaptação do indivíduo e de sua disposição. Outro ponto importante na questão de horário de treinos está no fato de que alguns artigos têm mostrado que a atividade de alta intensidade reduz a fome. Dessa forma, poderia ser uma estratégia interessante realizá-la antes de grandes refeições.

35 TREINAR COM BLUSÕES OU COM PLÁSTICO EM VOLTA DA BARRIGA AUXILIA NA PERDA DE GORDURA?

Quando estamos realizando uma atividade física, a temperatura corporal vai aumentando de maneira crescente, e, dependendo de sua intensidade, esse valor sobe muito rapidamente. De forma a regular a temperatura e não permitir que o sistema "esquente demais", o organismo lança mão de manobras para facilitar esse processo, intitulado tecnicamente de termorregulação.

Uma das adaptações fisiológicas mais importantes e eficientes é a vasodilatação para troca de calor com o meio ambiente. Quando não permitimos que essa troca seja eficiente, pelo fato de cobrirmos a superfície da pele com plásticos, agasalhos, bandagens, ou mesmo por estarmos em um ambiente onde a temperatura esteja muito elevada, a temperatura interna se eleva, e a perda de líquido por meio do suor aumenta. Tal estratégia, além de não emagrecer, pode levar a um colapso no organismo. Caso o indivíduo realize uma pesagem antes e após a utilização de tal estratégia, haverá perdido uma quantidade razoável de peso, chegando a valores não saudáveis. Mas, neste caso, não estamos falando de emagrecimento e, sim, de perda de peso por desidratação. Quando da reposição do líquido perdido, o peso retornará aos valores iniciais. Portanto, além de ser uma estratégia perigosa para a saúde, ela não se mostra eficiente para o emagrecimento.

Exercício e emagrecimento

36 PARA IDOSOS, EXISTE ALGUMA RESTRIÇÃO E/OU CUIDADO A SER TOMADO NA PRESCRIÇÃO DE EXERCÍCIOS PARA EMAGRECER?

Idosos sofrem principalmente com a perda de massa muscular e força muscular como parte do processo de envelhecimento, assim como o aumento da quantidade de gordura corporal. As prescrições de treinamento para essa população devem, então, buscar melhorar esses parâmetros.

De maneira geral, idosos estão "credenciados" (se assim podemos dizer) e até preferem exercícios intervalados aos contínuos, como mostrou o estudo de Guiraud et al. (2011) com idosos coronarianos. Especificamente sobre o treinamento com pesos, estímulos que gerem hipertrofia, ganho de força e potência são muito bem-vindos para essa população. Idosos liberados por seus médicos para a prática de atividade física devem ser submetidos a rotinas de treinamentos como jovens, em intensidades elevadas, para que os estímulos proporcionem resultados positivos. Cadore et al. (2014) indicam que essa população consegue resultados similares aos dos jovens quando passam a praticar exercícios, recuperando sua capacidade funcional e diminuindo ou melhorando quadros patológicos que os acometem.

37 EXISTEM DIFERENÇAS NA PRESCRIÇÃO DE TREINOS PARA HOMENS E MULHERES QUE DESEJAM EMAGRECER?

Não existem diferenças quanto à prescrição de treinos visando ao emagrecimento para homens e mulheres.

Gentil et al. (2016) indicam potencial de ganho de força e massa muscular e redução de gordura corporal similares entre homens e mulheres. No entanto, ao longo de seu desenvolvimento, mulheres desenvolvem menos massa muscular e menos força, por causa de fatores hormonais. Como característica, mulheres possuem maior tolerância à dor, suportando bem exercícios em alta intensidade. Cuidados referentes a volume de treinamento devem estar presentes, já que esse grupo normalmente se engaja em atividades diferentes em um programa de exercícios. Do ponto de vista biomecânico e anatômico, se deve tomar cuidado com o joelho das mulheres, pois é estatisticamente comprovado que, nessa população, existe uma prevalência acentuada de condromalácia patelar, lesões em ligamento cruzado anterior e dores. Isso se dá em razão de características anatômicas (ângulo formado entre o quadril e os joelhos) e ao excesso de uso de saltos ao longo do tempo.

Exercício e emagrecimento

38 QUAIS AS RECOMENDAÇÕES IMPORTANTES PARA PRESCRIÇÃO E REALIZAÇÃO DE TREINOS DE EMAGRECIMENTO PARA INDIVÍDUOS INICIANTES? QUAIS BASES DA FISIOLOGIA E DO TREINO EU DEVO UTILIZAR NA MONTAGEM DE UMA PLANILHA DE TREINOS?

Aprendemos a engatinhar antes de ficarmos em pé. Após isso, caminhamos e vamos desenvolvendo habilidades, como correr, saltar, nos equilibrar, entre outras. Analogamente, o processo de emagrecimento se inicia a partir da primeira sessão de treinamento, mas tanto o aluno como o professor devem compreender que uma longa jornada se inicia desde o primeiro passo. Sendo assim, pular etapas pode ser arriscado.

É necessário executar bem as atividades antes de as intensificar. Um aluno que não sabe nadar pouco extrairá de benefícios da prática da natação antes de desenvolver a técnica dos nados. Da mesma maneira funcionam o ciclismo *indoor* ou *outdoor*, a caminhada e a corrida em esteiras ou mesmo em pistas, o remo, as danças etc.

O aparelho locomotor (ossos, músculos, tendões, ligamentos etc.) deve se adaptar de maneira progressiva às exigências de um trabalho físico. Sendo assim, muitas são as recomendações quando se trata de prescrever treinos para emagrecer, assim como muitas são as fórmulas milagrosas que prometem bons resultados. O fato é que, embora a ciência seja uma só, prescrever treinos para um aluno com 100% de acompanhamento (serviço de atendimento personalizado individual) e prescrever treinos para um grupo de pessoas (treinos coletivos e sala de musculação) são realidades muito distintas e devem ser tratadas como tal. Considerando isso, é preciso ter cuidado ao prescrever treinos de alta intensidade em aulas coletivas, já que o estímulo é o mesmo para um grupo de pessoas com condição e capacidade física completamente diferente.

Uma vez que o treino de emagrecimento possui um caráter metabólico, embora deva propor o estresse metabólico baseado no *déficit* de ATP, sua intensidade deve ser alta, porém de forma relativa, ou seja, o que é leve para um aluno avançado é extremamente intenso para um iniciante, principalmente no que diz respeito à capacidade de recuperação do metabolismo (ressíntese de ATP). Dessa maneira, a intensidade em um treinamento aeróbio não deve extrapolar o limiar anaeróbio.

Com relação aos exercícios com pesos, privilegiar exercícios de caráter multiarticular com alternância de segmentos, velocidade de execução livre, carga confortável e intervalos mais longos (45 a 60 segundos), sem o uso de métodos de intensificação, é o mais indicado.

39 QUAIS AS RECOMENDAÇÕES IMPORTANTES PARA PRESCRIÇÃO E REALIZAÇÃO DE TREINOS DE EMAGRECIMENTO PARA INDIVÍDUOS INTERMEDIÁRIOS? QUAIS BASES DA FISIOLOGIA EU DEVO UTILIZAR NA MONTAGEM DE UMA PLANILHA DE TREINOS?

Alunos considerados intermediários, quando tratamos de treino para emagrecimento, são, em resumo, aqueles que apresentam uma capacidade mais eficiente de recuperação das reservas energéticas, se comparados aos iniciantes. Além disso, possuem uma melhor técnica na execução de exercícios e estão mais bem adaptados para executar atividades em intensidades mais elevadas. As intensidades também podem variar entre os indivíduos.

Indicamos que esse processo seja gradativo, o que na prática significa que o treino deve ser um pouco mais intenso (entre 10% e 15% mais intenso, se comparado ao treino de alunos iniciantes). Quando sugerimos um aumento na carga de trabalho, estamos, na verdade, considerando um aumento no estresse a que o aluno está sendo submetido, o que não quer dizer que devemos pura e simplesmente aumentar a carga de treino e, sim, manipular as variáveis de treino, como pausa entre as séries, número de repetições, velocidade de execução, entre outras.

Já em se tratando de treinamento em ergômetros, o aumento da intensidade ocorre concomitantemente com a diminuição do volume de treinamento. Séries curtas com intervalos curtos (ativos ou passivos) são uma excelente estratégia. Devem-se inserir as pausas ativas de forma gradativa até que todos os tiros possam ser realizados com facilidade mecânica e, também, com a estabilização da frequência cardíaca. Somente após esse ponto se deve incrementar a velocidade /inclinação etc. Sugere-se, também, que a barreira de treinos acima de 100% do VO_2máx não seja ultrapassada.

40 QUAIS AS RECOMENDAÇÕES IMPORTANTES PARA PRESCRIÇÃO E REALIZAÇÃO DE TREINOS DE EMAGRECIMENTO PARA INDIVÍDUOS AVANÇADOS? QUAIS BASES DA FISIOLOGIA EU DEVO UTILIZAR NA MONTAGEM DE UMA PLANILHA DE TREINOS?

Coordenado, condicionado e disciplinado, esse aluno está habilitado para executar atividades aeróbias e anaeróbias, com intervalos variados. Conhece bem seus limites e dá *feedbacks* de qualidade para seus treinadores, contribuindo para ajustes finos de correção nas cargas de trabalho.

Nesse momento, existe uma inversão de papéis: o fator limitante para a prescrição do treinamento não é mais o aluno, mas o conhecimento do professor. Diversas podem ser as estratégias utilizadas, como recuperação passiva e ativa, métodos de intensificação de treinamento mais avançados, como exercícios integrados com pré-exaustão, *rest and pause*, entre outros. Exercícios funcionais integralizando várias capacidades físicas e mesclados com ergômetros são muito recomendados. Especificamente para os ergômetros, é permitido extrapolar a barreira dos 100% do VO_2máx, utilizando o conceito de equivalência metabólica (METs) para se intensificar cada vez mais a sessão de treinos. Dado o elevado nível de aptidão física desses indivíduos, se recomenda a realização de uma avaliação física mais aprofundada, com o objetivo de alcançar resultados de excelência e ajustando os mínimos detalhes da individualidade biológica/fisiológica do praticante.

Por fim, antes do uso de qualquer tipo de designação sobre o perfil do indivíduo, iniciante, intermediário ou avançado, deve-se levar em consideração mais do que tempo de prática e fazer uma avaliação criteriosa que observe diversos aspectos físicos, psicológicos, pedagógicos, dentre outros. Tanto professores quanto alunos não devem pular etapas tentando acelerar processos que interfiram na qualidade do treinamento. Este deve ser realizado duas vezes na semana, estruturado com o treino de força.

TREINAMENTO DE FORÇA E EMAGRECIMENTO

Durante muito tempo, o treinamento de força foi visto como uma estratégia eficiente somente para o fortalecimento da musculatura, assim como para o seu desenvolvimento (hipertrofia muscular). Tradicionalmente, quando se trata de um treinamento voltado para o emagrecimento, as prescrições seguem padrões parecidos com aqueles utilizados nos treinamentos aeróbios de baixa intensidade, utilizando-se de um número alto de repetições com uma carga baixa. No entanto, diversas pesquisas, como Buitrago et al. (2012), Paoli et al. (2010), Paoli et al. (2012), Paoli et al. (2013), Hackney, Engels e Gretebeck (2008), Lemmer et al. (2001), indicam que esse treinamento exerce um papel fundamental no processo de perda de gordura, na prevenção da perda de massa muscular, um tecido metabolicamente importante para o gasto energético em repouso, no aumento do metabolismo em repouso, tanto de forma aguda como crônica, e na utilização de gordura, mas somente quando o programa de treinamento apresenta uma intensidade elevada. Em suma, o treinamento de força pode ser muito eficiente, sendo utilizado de maneira isolada ou em conjunto com outras modalidades, dentro de um programa de treinamento bem estruturado.

Neste capítulo, falaremos mais sobre essa eficiente ferramenta voltada para o emagrecimento.

41 MUSCULAÇÃO EMAGRECE?

Sem dúvidas, o treino de musculação é capaz não apenas de contribuir, mas também de proporcionar por si só o fenômeno do emagrecimento. Em outras palavras, é perfeitamente possível emagrecer realizando apenas exercícios com pesos, afinal, o nosso corpo não é capaz de identificar de que maneira o estamos estimulando, e, sim, como o fazemos. Simplificando, tudo vai depender da estrutura que for criada na montagem do treino de musculação. Para tanto, alguns aspectos devem ser levados em consideração. Considerando-se que após uma sessão de treinamento de força a síntese proteica fica bastante elevada e é muito onerosa ao organismo, ocorre um maior gasto calórico e uma utilização predominante de gordura como combustível.

42 PRECISO EMAGRECER PRIMEIRO PARA DEPOIS FAZER UM TREINAMENTO DE FORÇA?

Um treino de força estruturado com o objetivo de emagrecimento é, também, um treino de emagrecimento. Portanto, não existe necessidade de emagrecer para depois fazer treino de força. Existe a falsa impressão de que ganhando massa muscular não emagreceríamos, pois não perderíamos peso na balança, contudo, emagrecer depende de perder gordura e não de perder peso. Além disso, o treino de força pode ser organizado para minimizar o ganho de massa muscular.

43 QUAIS EXERCÍCIOS SÃO MAIS EFICIENTES PARA "QUEIMA" DE GORDURA EM UM TREINAMENTO DE FORÇA?

Podemos destacar exercícios de caráter multiarticular, uma vez que estes, como anteriormente mencionados, são mais eficazes em proporcionar o "estresse metabólico" em nosso organismo. Além disso, a utilização correta dos métodos de intensificação a favor do *déficit* energético" de ATP é recomendada. Lembrando que mais importante do que a escolha do exercício é o domínio da técnica correta para que os resultados sejam potencializados, já que a necessidade do emprego de intensidade é imperativa quando se trata de emagrecimento.

44 NÃO VOU FICAR MUITO MUSCULOSO(A) FAZENDO MUSCULAÇÃO EM VEZ DE EMAGRECER?

Não necessariamente.

Um programa bem estruturado pode utilizar o treinamento de força como forma de fortalecer a musculatura sem o aumento dela, além de, embora não se divulgue muito, ser uma das estratégias mais eficientes para emagrecer. Essa é uma grande preocupação das mulheres, que, na intenção de permanecer com seus corpos menos musculosos, evitam o trabalho intenso com pesos, com medo de assumir um biótipo parecido com o dos homens. No entanto, por questões hormonais, essa condição se torna praticamente impossível de acontecer. Mesmo em um programa de treinos cujo objetivo seja o ganho de massa muscular, mulheres apresentam grande dificuldade no que se refere a esse objetivo.

Treinamento de força e emagrecimento

45 COMO USAR O TREINAMENTO DE MUSCULAÇÃO E POTENCIALIZAR O EMAGRECIMENTO?

São diversas as maneiras como podemos utilizar o treinamento de força como uma ferramenta importante no processo de emagrecimento, sendo fundamental a intensidade com que utilizamos esse trabalho para a obtenção de resultados. Métodos de treinamento que possam intensificar o treinamento se tornarão uma estratégia fundamental no processo de perda de gordura. Como exemplo, podemos citar a utilização de sistemas tais como o *"superset"* (realização de exercícios utilizando padrão agonista/antagonista, sem intervalo entre eles), já que estes intensificam o gasto de ATP em um mesmo segmento corporal (exemplo: uma série de costas + uma série de peitorais, sem intervalo entre elas) e, por consequência, favorecem a resposta do metabolismo lipídico. Ainda nessa linha de raciocínio, a utilização de pausas ativas também exerce efeitos positivos. Contudo, o excesso no uso dessa estratégia pode potencializar exageradamente o estresse metabólico, proporcionando queda do pH intracelular e um consequente desconforto, seguido de fadiga e náuseas, o que é um indicativo de que a intensidade do treino está acima do recomendado.

a

Superset
ou sem intervalo

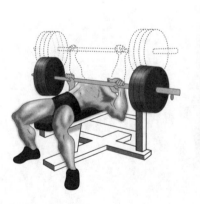
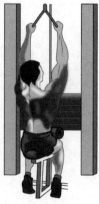

b

Pausa descanso

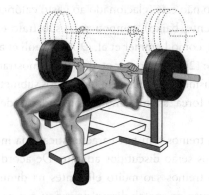

8-6 RM
descanso de
15 segundos

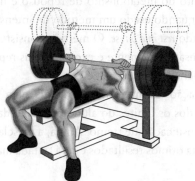

2-1 RM
descanso de
15 segundos

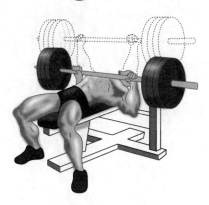

2-1 RM

Figura 4.1 – Métodos de intensificação de treino.

É comum alunos que buscam emagrecimento procurarem também o ganho de massa muscular. Um treino de hipertrofia é um treino de emagrecimento, e esse processo não está relacionado ao gasto calórico durante a atividade (que é, geralmente, baixo), tampouco ao substrato energético utilizado. Diversos estudos, como Lemmer et al. (2001), Paoli et al. (2012), Schuenke, Mikat e McBride (2002) e Bryner et al. (1999), mostram eficiência no aumento do metabolismo de repouso em indivíduos submetidos a um período de treinamento de força, assim como maior oxidação de gorduras em repouso.

Cabe frisar que esses treinos têm por característica uma intensidade alta, e os efeitos fisiológicos serão discutidos adiante. De acordo com os estudos mencionados, tais treinos são muito eficientes na diminuição da gordura corporal, no aumento do metabolismo de repouso e na oxidação de gordura de forma aguda quando usado um método de intensificação do treinamento de força chamado *rest and pause*. O método consiste em executar a série até a falha, descansar brevemente e executar mais repetições até a falha, realizando essa sequência por duas vezes.

Em resumo, a musculação é uma ótima estratégia para emagrecer, contanto que sejam respeitados os limites do aluno por meio da utilização correta dos métodos de intensificação de treino. Ainda, a mescla com exercícios ergométricos apresenta ótimos resultados e será tratada mais à frente.

46 MUSCULAÇÃO É BOM PARA EMAGRECER PORQUE INDIVÍDUOS COM MAIOR VOLUME DE MASSA MUSCULAR GASTAM MAIS CALORIAS?

Um quilo de músculo gasta, aproximadamente, entre 13 kcal e 20 kcal extras por dia. Sendo assim, não parece prático nem mesmo inteligente imaginar que precisaríamos de algo em torno de 20 quilos de massa muscular extra para gastar entre 300 e 400 calorias a mais por dia (o equivalente a um lanche/hambúrguer a mais no dia). Essa quantidade de calorias poderia ser descontada tranquilamente por meio de uma reeducação alimentar, sem a necessidade de ganhar tanto músculo assim. O ponto em questão, na verdade, não está no processo que estimula o ganho de massa muscular e sim no tipo de treinamento que eleva o metabolismo de repouso de maneira aguda (durante a prática do exercício) e crônica (pela adaptação ao treinamento), independentemente do volume de massa muscular, o que, de fato, facilita a utilização de gordura não apenas de maneira aguda, mas, principalmente, de maneira crônica, aumentando o gasto de gorduras em repouso nas 24 horas do dia.

Treinamento de força e emagrecimento

5

HIIT E EMAGRECIMENTO

O treinamento intervalado de alta intensidade (*high intensity interval training* – HIIT, na sigla em inglês) ganha cada vez mais força dentro de academias e na prescrição de aulas personalizadas. Embora seja um método de treinamento com eficiência comprovada cientificamente, exageros e treinos com intensidade desproporcionais são veiculados nas mídias e redes sociais e reproduzidos pelos praticantes de atividade física, o que favorece o aparecimento de lesões e outras complicações para o organismo. A proposta desta seção é tentar elucidar as principais dúvidas e evitar possíveis erros na prescrição e na execução de treinos HIIT.

47 MUITAS REPORTAGENS E MATÉRIAS PUBLICADAS NA INTERNET E EM REVISTAS DE CIRCULAÇÃO NACIONAL TÊM SUGERIDO QUE AS PESSOAS PRATIQUEM EXERCÍCIOS DE HIIT PARA EMAGRECER. QUAL A RAZÃO PARA ISSO?

Devemos entender que, quando falamos em atividades de alta intensidade, não necessariamente estamos falando de corridas em grandes velocidades, ciclismo com cargas e giros altos, entre outras. Na verdade, a intensidade do trabalho é relativa ao próprio condicionamento do praticante da atividade física. Portanto, é possível ver um indivíduo caminhando e fazendo o tipo de trabalho conhecido como HIIT (mais à frente, falaremos sobre o termo).

De qualquer forma, independentemente de como esteja sendo feito o trabalho, é necessário que todos os praticantes de atividade física estejam liberados do ponto de vista clínico para a prática de treinamentos e que passem por um processo de adaptação para que essa atividade possa ser segura. A literatura científica indica as atividades intervaladas para diversas populações, como idosos, cardiopatas, crianças, entre outros. O ponto em questão são os efeitos biológicos benéficos proporcionados por esse tipo de treino no que se refere à capacidade metabólica do praticante, que trataremos a seguir.

48 O QUE SIGNIFICA HIIT?

É a sigla para *high intensity interval training*. Traduzindo para o português, significa treinamento intervalado em alta intensidade. Trata-se de um método de treino caracterizado por exercícios realizados em intensidade elevada e separados por intervalos. Foi desenvolvido em meados de 1910 por treinadores de atletas que disputavam provas de longa distância objetivando melhoras em sua *performance*. Nesse método, os esforços podem ser aeróbios ou anaeróbios, e os intervalos podem ser ativos ou passivos, sendo determinados de acordo com as adaptações que são o foco do treinamento.

49 É SEGURO PRATICAR TREINAMENTOS COM BASE NO MÉTODO HIIT?

Sim, desde que exista uma avaliação médica e uma avaliação física para a determinação de parâmetros para prescrição de treinamento.

Um dos principais fatores que garantem a segurança do HIIT é a prescrição de treinamento individualizado. Por meio dessa forma de treinamento, tanto um idoso como um atleta e até mesmo um cardiopata podem usufruir do HIIT. A intensidade dos treinos é, porém, relativa para cada indivíduo. Assim, não significa que todos estarão treinando na mesma intensidade absoluta de treino, mas, sim, em suas respectivas intensidades relativas.

50 QUALQUER INDIVÍDUO PODE PRATICAR HIIT?

Desde que esteja com liberação médica para prática de exercícios, qualquer indivíduo pode se beneficiar do uso do treinamento intervalado de alta intensidade. Um indivíduo obeso e sedentário, por exemplo, realizará uma caminhada a 4 km/h, um cardiopata, a 2,5 km/h, e um atleta, a 40 km/h. Percebe-se que a intensidade é relativa para cada praticante, bem como o impacto que ela causará no organismo.

Contudo, dado o estímulo próximo do limite, torna-se importantíssimo o acompanhamento de um profissional habilitado para a prescrição dos treinamentos nesse modelo.

51 QUAIS OS CUIDADOS BÁSICOS QUE DEVEM SER TOMADOS PARA UMA REALIZAÇÃO SEGURA DOS TREINOS HIIT?

Uma boa adaptação pedagógica, fisiológica e osteomuscular.

É de fundamental importância o processo de progressão dos estímulos com acompanhamento de um professor, considerando sempre, primeiramente, a excelência na execução técnica do exercício, o local de realização do trabalho e os princípios do treinamento desportivo, sobretudo da individualidade biológica. Isso feito, deve-se, na sequência, incrementar a carga a fim de atingir a intensidade desejada, já que mais importante que ela na execução do exercício é o uso das variáveis do treinamento (intervalos, cargas, amplitudes de movimento etc.) para proporcionar e manter tal intensidade com segurança e eficiência.

52 COMO OTIMIZAR O USO DOS ERGÔMETROS (ESTEIRA, BICICLETA, REMO, ELÍPTICO ETC.) PARA PROMOVER O EMAGRECIMENTO USANDO O MÉTODO HIIT?

Treinos intervalados em alta intensidade são muito eficientes e trazem resultados importantes na perda de gordura em melhorias na saúde, podendo ser realizados em quantidades menores. Sendo assim, para o emagrecimento usando ergômetros, menos é igual a mais. Não são necessárias horas em cima de um ergômetro para se fazer um trabalho eficiente. Protocolos de treinamento que estimulem o aumento do metabolismo e da oxidação de gordura devem ser intensos para causar o desequilíbrio necessário. Resultados muito eficientes são encontrados com trabalhos que duram poucos minutos ou segundos e que são realizados poucas vezes na semana. Exercícios em ergômetros acima de 20 minutos já apresentam volume muito elevado, pois não seria possível realizá-los em uma intensidade elevada. Quando chegam à duração máxima de 20 minutos, devem ser divididos em algumas séries que não podem extrapolar 5 minutos; caso contrário, a capacidade de estimular o metabolismo corporal com base na intensidade estará subestimada.

53 DEVO TREINAR MUSCULAÇÃO E PRATICAR HIIT NO MESMO DIA?

Existem várias teorias sobre qual a melhor maneira de compor o treino de emagrecimento para atingir a eficiência máxima. Muito se discute se primeiro se deve treinar com ergômetros e, na sequência, com pesos, ou o contrário. Contudo, ao montar um treino, temos que ter claro que nosso organismo não é capaz de identificar onde estamos treinando e, sim, o modo como o estamos estimulando. Sendo assim, independentemente da ordem de realização, ambos devem estimular o estresse metabólico.

Se você está conseguindo realizar um treinamento intervalado de alta intensidade e ainda realizar um treinamento de força em intensidade elevada, deve ter um cuidado muito grande quanto aos intervalos de recuperação para um próximo estímulo, haja vista que pode haver depreciação do sistema imune em trabalhos de alta intensidade realizados em dias consecutivos.

Já quando realizamos musculação e treino aeróbio em dias diferentes, podemos ter resultados, desde que a estrutura do treino atenda ao princípio mencionado. Por exemplo, sabemos que treinos metabólicos compreendem pouco volume (treinos curtos) e altas intensidades. Na musculação, a utilização de exercícios multiarticulares e métodos de intensificação que aumentem a resposta metabólica, tais como *superset*, *drop set* e pausas ativas, são indicados. Já no caso dos ergômetros, treinos intervalados intensivos e extensivos são indicados. O único cuidado é proporcionar um treino com uma intensidade relativa que atenda à capacidade física do aluno.

6

ALIMENTAÇÃO E EMAGRECIMENTO

A alimentação saudável é a forma básica de se emagrecer e, juntamente com o exercício físico, compõe o tratamento mais eficaz para o sobrepeso e para a obesidade.

Os avanços da ciência nos mostraram que muitos alimentos não são apenas fornecedores de nutrientes básicos, como calorias, vitaminas e minerais, mas possuem funções benéficas ao organismo, por causa de suas propriedades e a sua composição. Dessa forma, Costa e Rosa (2010) e Bray e Bouchard (2008) apontam alimentos que são recomendados para o emagrecimento e outros que devem ser evitados.

Há também alguns alimentos, denominados alimentos funcionais, que possuem propriedades emagrecedoras e podem auxiliar no processo de perda de peso quando inseridos diariamente na alimentação. Entretanto, na definição de alimento funcional, a Anvisa nos alerta que eles realizam suas propriedades benéficas apenas quando associados a uma dieta balanceada e a estilos de vida saudáveis. Sendo assim, eles não terão efeito quando consumidos em excesso, e, sem uma mudança de hábitos, podem atrapalhar o emagrecimento.

Nesta seção, discutiremos os alimentos funcionais e como eles podem ser utilizados.

54 EXISTEM ALIMENTOS QUE PODEM AUXILIAR NO EMAGRECIMENTO?

Sim, porém sempre associados a uma alimentação saudável. Alguns alimentos são capazes de auxiliar no emagrecimento acelerando o metabolismo pelo aumento da termogênese, aumentando a saciedade, diminuindo a absorção de carboidratos e lipídios e aumentando a lipólise. Dentre esses alimentos com propriedades funcionais, podemos destacar: amêndoas, abacate, chia, feijão branco, gengibre, toranja, frutas vermelhas, canela, curcumina, alcaçuz, muitos chás e café, entre muitos outros que têm demonstrado ação facilitadora do emagrecimento. Porém de nada adianta inserir tais alimentos na rotina e não restringir aqueles sabotadores do emagrecimento, como doces, frituras, massas em excesso, queijos "gordos", industrializados, lanches, *pizzas*, entre outros.

55 COMER DE TRÊS EM TRÊS HORAS AJUDA A EMAGRECER?

Depende.

Comer de três em três horas pode auxiliar no emagrecimento, pois impede que hormônios responsáveis pelo aumento da fome, como a grelina e o cortisol, aumentem significativamente, fazendo que o consumo na próxima refeição seja excessivo. Entretanto, devem-se escolher os alimentos a ser consumidos, pois, se nos intervalos das grandes refeições forem consumidos alimentos ricos em carboidratos refinados ou doces, a insulina tende a se manter alta durante o dia, impedindo a oxidação de gorduras.

Dessa forma, os lanches intermediários às principais refeições podem ser feitos para evitar fome excessiva na próxima refeição, mas se deve evitar o consumo de alimentos ricos em carboidratos refinados, como pães, bolachas, salgados, e dar preferência a frutas, iogurtes, carboidratos integrais e castanhas.

56 PARA EMAGRECER, DEVO CORTAR CALORIAS, NÃO IMPORTA O QUE EU COMA, CONTANTO QUE NÃO ULTRAPASSE A MINHA QUANTIDADE DIÁRIA?

Não exatamente.

Para emagrecer, é importante que se reduza calorias. Entretanto, mais importante é a escolha dos alimentos. A redução calórica pode promover um emagrecimento em curto prazo, porém, em longo prazo, pode trazer problemas, como falta de vitaminas e minerais, falta de proteínas e perda de massa muscular. Essas carências podem fazer que seu metabolismo se torne mais lento, dificultando a perda de peso. Além disso, se você fizer escolhas como trocar todas as refeições de um dia por um *cheeseburguer* com batatas fritas, isso poderá causar aumento de fome, pois permanecerá muitas horas sem se alimentar. Os alimentos naturais, como frutas, verduras, lácteos, grãos integrais e proteínas não processadas, são fontes de inúmeros nutrientes que, em conjunto, favorecem o metabolismo, auxiliam na perda de peso e conferem saciedade, evitando que o indivíduo sinta fome.

57 DIETA SEM LACTOSE AJUDA A EMAGRECER?

Não.

Os alimentos sem lactose são desenvolvidos para indivíduos que possuem intolerância à lactose. A lactose é um dissacarídeo (açúcar composto de duas moléculas de monossacarídeos) e, para ser absorvida, necessita ser digerida (quebrada) pela enzima lactase. Alguns indivíduos não possuem tal enzima. A não digestão da lactose leva à sua fermentação no trato digestório, podendo causar gases, cólicas intestinais, cefaleia e diarreia. Nesses casos, recomenda-se a exclusão total de alimentos que a contenham ou a utilização via oral de enzimas lactase para facilitar sua digestão. Os demais indivíduos que não tem intolerância à lactose não necessitam retirar esse açúcar do leite, pois possuem digestão normal. Além disso, não há indícios de que a lactose ou seus produtos de digestão (glicose e galactose) tenham uma maior capacidade de aumento de peso em comparação com outros dissacarídeos (como a sacarose presente no açúcar). Não podemos esquecer de que, quando falamos de carboidratos, o mais importante é a quantidade dele nos alimentos e seu índice glicêmico. Um copo de leite semidesnatado tem uma quantidade baixa de carboidratos. Quando se compara a um leite sem lactose, a lactose retirada é substituída por glicose, maltodextrina e/ou sacarose, tornando a porção com uma quantidade um pouco maior de carboidratos e, em alguns casos, com maior índice glicêmico. Além disso, os leites sem lactose são semidesnatados; não há uma versão desnatada para esses leites, aumentando o consumo de gordura dos indivíduos que pretendem emagrecer.

Alimentação e emagrecimento

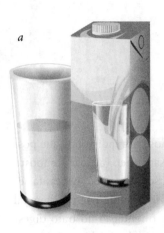

Porção de 200 ml (1 copo)		
Quantidade por porção		%VD (*)
Valor energético	85 kcal = 487 kj	4
Carboidratos	9,0 g	3
Proteínas	6,4 g	9
Gorduras totais	2,6 g	5
Gorduras saturadas	1,6 g	7
Gorduras trans	0	**
Fibra alimentar	0	0
Sódio	259 mg	7
Cálcio	243 mg	24

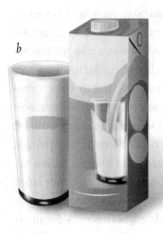

Porção de 200 ml (1 copo)		
Quantidade por porção		%VD (*)
Valor energético	82 kcal = 344 kj	4
Carboidratos	9,0 g dos quais:	**
Proteínas	6,2 g	8
Gorduras totais	2,4 g	4
Gorduras saturadas	1,5 g	7
Gorduras trans	0	**
Fibra alimentar	0	0
Sódio	128 mg	5
Cálcio	232 mg	23
Açúcares	9,0 g	**
Glicose	4,5 g	**
Lactose	0	**

* % Valores diários com base em uma dieta de 2.000 kcal ou 8.400 kj. Seus valores diários podem ser maiores ou menores dependendo de suas necessidades energéticas. ** VD não estabelecido.

FIGURA 6.1 – Comparação entre os leites semidesnatado (a) e semidesnatado (b) 0% lactose.
Disponível em: <http://www.piracanjuba.com.br/produto.php?id=930>. Acesso em: 1 out. 2014.

58 COMO AS GORDURAS CONSIDERADAS "BOAS", TAIS COMO AS INSATURADAS, AJUDAM NO EMAGRECIMENTO?

As gorduras por muito tempo foram consideradas apenas moléculas responsáveis pelo estoque de energia. Por causa de seu teor calórico (é o macronutriente mais calórico que existe 1 g = 9 kcal), por muito tempo ela foi banida da dieta dos indivíduos que desejam emagrecer. Atualmente, sabe-se que a gordura possui outras funções, além da já conhecida função energética. Algumas gorduras conhecidas como insaturadas podem auxiliar no metabolismo, pois possuem outras funções além de fornecerem energia. São responsáveis pelo controle do metabolismo, favorecendo reações de oxidação (queima) de gordura, aumentando a sensação de saciedade, diminuindo a inflamação e auxiliando na regulação. Entretanto, é preciso tomar cuidado com o consumo excessivo.

As gorduras monoinsaturadas, atualmente também denominadas como ômega-9, estão presentes principalmente em azeite de oliva extravirgem, amendoim, amêndoas e abacate e contribuem principalmente com seu efeito anti-inflamatório. A ingestão de castanhas e de abacate, associada a uma dieta equilibrada, favorece o emagrecimento, pois, além de seus efeitos metabólicos, esses alimentos aumentam a sensação de saciedade. As gorduras poli-insaturadas da classe ômega-3 também possuem propriedades anti-inflamatórias, além de melhorarem a sensibilidade à insulina, auxiliando no controle glicêmico. O aumento de glicemia eleva a produção de insulina, hormônio responsável por armazenar a gordura consumida dentro das células de gordura. Quando nosso corpo apresenta diminuição da sensibilidade à insulina, a glicose permanece mais tempo no sangue, aumentando a produção desse hormônio. O ômega-3 pode auxiliar nesse controle glicêmico e na melhora da sensibilidade à insulina. Além disso, o DHA, um tipo de ômega-3, possui um papel importante no tratamento da depressão, o que pode levar a uma regularização do apetite. Por último, o ômega-3 tem papel importante na regulação hormonal do tecido adiposo, diminuindo as adipocinas pró-inflamatórias (substâncias produzidas pelo tecido adiposo e que interferem na regulação da fome e da saciedade).

Alimentação e emagrecimento | 101

Tabela 6.1 – Composição (em percentagem) de ácidos graxos poli-insaturados de cadeia longa em diversas fontes de lipídios

PRODUTOS	Linoleico C18:2 ω6	Linolênico C18:3 ω3	EPA C20:5 ω3	DHA C22:6 ω3
Espécies de pescados				
Anchova	1,68	0,75	16,68	8,5
Jurel	1,15	0,6	13,13	9,88
Menhaden	1,13	1,26	13,83	7,83
Sardinha	1,49	0,8	18,28	9,46
Arenque	1,48	1,28	5,51	5,76
Cavala	1,45	1,4	7,05	8,4
Óleos de origem marinha				
Salmão	3,8	0,91	8,1	11,55
Anchova	2,38	2,38	11,91	11,5
Jurel	1,05	0,54	10,74	17,55
Pescado	0,9	0,6	19,0	6,0
Óleos de origem vegetal				
Coco	2,0	-	-	-
Palma	10,0	0,2	-	-
Canola	20,2	9,52	-	-
Oliva	13,9	0,8	-	-
Linhaça	16,8	41,0	-	-
Soja	56,0	7,0	-	-
Gorduras de origem animal				
Bovina	4,2	-	-	-
Suína	8,1	> 1,5	-	-
Frango	25,29	1,36	0,81	0,71

Fonte: González et al. (2003).

59 QUAL SERIA A DIETA RECOMENDADA PARA O PERÍODO NOTURNO?

No período da noite, a ingestão alimentar deve ser reduzida, visto que o metabolismo está mais lento e que passaremos as próximas horas em repouso. Além disso, o processo de digestão pode influenciar a qualidade de nosso sono. Dessa forma, o ideal é que a última grande refeição do dia (jantar) seja realizada cerca de três horas antes de dormir. Nesse caso, pode-se fazer uma refeição "normal", sem a necessidade de cortar nutrientes como carboidratos.

Entretanto, no período noturno, devemos evitar o consumo de alguns alimentos que dificultam a nossa digestão, como alimentos gordurosos, vegetais muito fibrosos e carne em excesso. Devemos fazer refeições leves e balanceadas, com vegetais cozidos no vapor e peixes, que são digeridos facilmente em relação às carnes e são fontes de carboidratos integrais. Para aqueles que conseguem realizar seu jantar três horas antes de dormir, se recomenda um pequeno lanchinho antes de dormir, como um copo de leite ou iogurte, para que durante o sono não se sinta fome.

60 "COMIDA JAPONESA É MUITO SAUDÁVEL E PODE SER CONSUMIDA À VONTADE, POIS NÃO ENGORDA". ISSO É VERDADE?

Não exatamente.

A comida japonesa é conhecida por ser saudável pelos ingredientes normalmente utilizados: peixes em abundância, principalmente os peixes fontes de ômega-3, algas, raiz forte, queijo tofu, entre outros ingredientes que podem auxiliar o emagrecimento. Entretanto, há, também, muitos pratos fritos que devem ser evitados, como tempurás, guiozas, *hot rolls* e rolinhos primavera. Além disso, deve-se ter cuidado ao optar apenas pelos pratos não fritos, pois, apesar de apresentarem uma quantidade baixa de gordura, não devem ser consumidos sem restrição, pois possuem arroz, uma importante fonte de carboidratos, além de uma grande quantidade de gordura proveniente dos peixes. Devem-se evitar também os *temakis* e *sushis* que apresentam maionese ou *cream cheese* em sua composição. Dessa forma, a comida japonesa pode ser uma refeição saudável e não atrapalhar o emagrecimento quando se faz a escolha correta de pratos e sem exagerar nas porções consumidas!

61 PARA EMAGRECER, DEVO TOMAR SOPA?

Não há relação entre emagrecer e tomar sopa.

Muitas receitas de sopa têm sido divulgadas nos últimos anos para o emagrecimento. Essas sopas apresentam poucas calorias, uma quantidade restrita de carboidratos e muitos vegetais que facilitam a diurese. Entretanto, deve-se tomar cuidado com o consumo crônico de sopas como essas, pois a restrição exagerada de calorias pode atrapalhar o emagrecimento e aumentar a fome. Além disso, não é qualquer sopa que possui baixo teor calórico. Sopas com espessura de creme normalmente são calóricas, assim como sopas com grandes quantidades de carboidratos, como macarrão e batata, e as sopas com carnes gordas, como linguiça e *bacon*. Além disso, deve-se tomar cuidado com os extras adicionados a elas, como torradas, queijo, pães e outros alimentos.

Tabela 6.2 – Relação de sopas e suas respectivas calorias por prato

Sopas e caldos			
Alimento	Medida	Peso	Calorias (kcal)
Caldinho de ervilha	1 copo	100 ml	92
Caldinho de feijão	1 copo	100 ml	103
Caldo verde	1 prato	200 ml	120
Canja	1 prato	200 ml	80
Creme de aspasgos Campbell's	1 prato	200 ml	183
Creme de cebola Campbell's	1 prato	200 ml	167
Creme de *champignon* Campbell's	1 prato	200 ml	167
Creme de palmito	1 prato	200 ml	180
Creme de queijo Qualimax	1 prato	200 ml	61
Sopa de brócolis/queijo Campbell's	1 prato	200 ml	167
Sopa de ervilha/presunto/*bacon* Campbell's	1 prato	200 ml	300
Sopa de feijão/macarrão	1 prato	200 ml	276
Sopa de galinha Maggi	1 prato	200 ml	69
Sopa de grão de bico	1 prato	200 ml	190
Sopa de legumes	1 prato	200 ml	150

Disponível em: <http://esteticacomsaude.com/2015/03/02/tabela-de-calorias-sopas-e-caldos/>. Acesso em: 9 jul. 2015.

62 O CONSUMO DE PIMENTA AJUDA NO EMAGRECIMENTO?

Sim, porém não basta apenas comer pimenta.

De acordo com Costa e Rosa (2010), a pimenta pode facilitar a perda de peso por diversos mecanismos diferentes. Ela age, por exemplo, no aumento do metabolismo basal, da termogênese, da sensação de saciedade e pode levar à diminuição dos adipócitos (células que armazenam gordura). Entretanto, tais efeitos ocorrem de forma crônica e só têm efeito em conjunto com uma alimentação balanceada. Aumentar o consumo de pimenta sem modificar a alimentação não causará emagrecimento.

Outra observação importante é que o consumo de pimenta deve ser evitado por pessoas portadoras de gastrites, úlceras, refluxo, hemorroidas, doenças inflamatórias intestinais, entre outras.

63 CASTANHAS SÃO MUITO GORDUROSAS, PORTANTO, DEVEM SER EVITADAS?

Errado.

As castanhas (nozes, amêndoas, castanha-do-pará, castanha-de-caju, avelãs, amendoim) são, de fato, gordurosas, entretanto, apresentam ácidos graxos monoinsaturados, gorduras benéficas que devem ser consumidas por propiciarem diversos benefícios à saúde. Além disso, as castanhas são fontes de proteínas, vitaminas e minerais antioxidantes e fibras, auxiliando no combate ao envelhecimento, aumentando a sensação de saciedade, além de combater diversas doenças crônicas não transmissíveis.

Para se apropriar de tais efeitos benéficos, ao consumir castanhas:

- Consuma as castanhas cruas, sem torrar, pois o aquecimento pode oxidar as gorduras monoinsaturadas.
- Evite comprar as castanhas já salgadas, pois a quantidade de sal adicionado é muito grande.
- Não consuma as castanhas fritas.
- Dê preferência ao consumo das castanhas com pele, pois são ricas em polifenóis.
- Evite o consumo exagerado, pois, além de terem muita gordura, as castanhas podem levar à intoxicação por excesso de minerais.
- Compre apenas amendoins que possuam o selo da Abicab no rótulo, o que é uma garantia de que não possuem aflatoxinas.

Alimentação e emagrecimento

64 COMER SALADA ANTES DA REFEIÇÃO AJUDA A EMAGRECER?

Sim.

A salada composta de hortaliças e legumes é rica em fibras, que conferem a sensação de saciedade. Ao consumir um prato de salada no início da refeição, já iniciamos a digestão. O estômago começa a receber informações de que está ocorrendo a ingestão de comida e já iniciamos o processo de interrupção da fome. Esse processo pode ajudar a comermos menos no prato principal.

Entretanto, essa técnica auxilia o emagrecimento apenas se não colocarmos ingredientes muito calóricos na salada e se controlarmos o prato principal da refeição, uma vez que ela aumenta a sensação de saciedade e não elimina a gordura corporal.

Desvendando o emagrecimento

65 UMA VEZ QUE NÃO ENGORDAM, SALADAS PODEM SER CONSUMIDAS À VONTADE?

Depende.

Conforme mencionado, hortaliças e legumes são conhecidos pela pouca quantidade de carboidratos e lipídios e, portanto, possuem baixo valor calórico. Além disso, são ricos em vitaminas, minerais e fibras, que auxiliam no controle da fome e aumentam a sensação de saciedade. Dessa forma, são excelentes escolhas para indivíduos que desejam emagrecer. Assim, alimentos como alface, tomate, pepino, escarola, couve, rúcula, acelga e repolho podem ser consumidos à vontade, pois possuem valor calórico baixo. O problema está nos ingredientes adicionais e nos temperos escolhidos para compor a salada.

Ovos de codorna, azeitonas, milho, *croutons*, queijo ralado, nozes e sementes, molhos à base de azeite, maionese e queijo devem ser controlados. Mesmo que alguns desses itens sejam considerados saudáveis, eles possuem gordura em sua composição e, em excesso, podem atrapalhar o balanço calórico do prato.

Assim, se a salada compuser a entrada da refeição, o ideal é não extrapolar nos ingredientes extras e dar preferência a um tempero à base de azeite de oliva extravirgem e de forma moderada. Caso a salada seja o prato principal, pode-se adicionar os ingredientes extras, sem exagero.

Alimentação e emagrecimento

Quadro 6.1 – Como montar sua salada

Ingredientes	Quantidades
Hortaliças e legumes	Alface, tomate, pepino, escarola, couve, rúcula, acelga, repolho à vontade
Carboidratos	Evite misturar os carboidratos ou diminua a porção de cada um (milho, batata, *croutons*, batata-doce, macarrão, frutas, quinoa, torradas, mandioquinha)
Proteínas	Opte por proteínas magras como frango, peixes, ovos cozidos, queijos magros. Evite carnes gordurosas, frituras, queijos gordos, como parmesão, gorgonzola, *bacon*
Castanhas e sementes	Coloque uma pequena porção na salada
Molhos	Dê preferência aos molhos feitos com vinagre, limão, iogurte, azeite de oliva extravirgem e ervas. Evite molhos cremosos à base de queijo ou creme de leite

66 É VERDADE QUE A TAPIOCA É UM ÓTIMO SUBSTITUTO DO PÃO EM UMA DIETA DE EMAGRECIMENTO?

Não exatamente.

A tapioca ganhou força nos últimos anos pois se trata de um alimento sem glúten, diferentemente dos pães. Entretanto, a retirada de glúten da alimentação é necessária apenas pelos indivíduos que apresentam doença celíaca, uma doença que os impede de digerir essa proteína. Dessa forma, para aqueles indivíduos que não possuem o problema, a retirada de glúten é desnecessária.

Um problema quando se substitui a tapioca pelo pão é a falta de alguns nutrientes. A tapioca é uma goma proveniente da mandioca e é fonte apenas de carboidratos, nada mais. Alguns pães integrais, pelo contrário, são ricos em fibras, além de possuírem vitaminas e minerais. Assim, optar por uma tapioca ao invés de pães feitos de farinha de trigo integral, aveia e outros grãos pode levar a uma diminuição da ingestão desses nutrientes.

O outro problema de se escolher a tapioca é o quanto se usa de goma para sua fabricação. Alguns rótulos recomendam a utilização de ½ copo de tapioca, fornecendo cerca de 80 g de carboidrato, ou seja, quase três vezes o que duas fatias de pão integral costumam oferecer. Dessa forma, o consumo de carboidratos pode estar bem aumentado, de acordo com a quantidade de goma e com o tamanho da tapioca.

67 SE EU QUISER EMAGRECER, O QUE É PREFERÍVEL EU TOMAR: SUCO DE LARANJA OU REFRIGERANTE?

Suco de laranja.

Apesar de um copo de ambas as bebidas possuir a mesma quantidade de calorias – e, dependendo do suco de laranja, este pode ter até mais –, o suco de laranja possui vitaminas, minerais e fibras, ou seja, é mais nutritivo em relação ao refrigerante, que possui apenas açúcar. Além disso, o suco de laranja aumenta a produção e a liberação de alguns hormônios que atuam no aumento da sensação de saciedade, podendo mantê-la por mais tempo. O refrigerante, por sua vez, pode causar um pico de glicose no sangue, provocando, consequentemente, a queda repentina desse pico e o aumento da fome.

Embora seja mais vantajoso, deve-se consumir suco de laranja com precaução, pois, para produzi-lo, são necessárias várias laranjas, e ingerir a fruta sempre é uma opção mais nutritiva e saudável em relação ao suco.

Outra observação importante é que a ingestão de suco de laranja pode ter efeito benéfico apenas se for natural.

68 SE EU QUISER EMAGRECER, POSSO TOMAR REFRIGERANTE *LIGHT* À VONTADE, JÁ QUE ESSE TIPO DE REFRIGERANTE NÃO TEM CALORIAS?

Não.

Os refrigerantes *light*, *diet* e zero não possuem açúcar, que é a base dessa bebida. Entretanto, possuem diferentes tipos de adoçante, que, atualmente, estão associados à resistência à insulina, ao aumento do apetite, entre outros efeitos. Dessa forma, o consumo excessivo dessas bebidas não se mostra benéfico à redução de peso. Além disso, refrigerantes gaseificados podem causar a dilatação das paredes do estômago e o aumento da capacidade gástrica. Em longo prazo, esse aumento pode fazer que o consumo alimentar aumente a cada refeição. Assim, o consumo excessivo e crônico de refrigerantes, mesmo que *light*, não é recomendado.

Alimentação e emagrecimento

69 PINGAR LIMÃO NOS ALIMENTOS "QUEBRA" A GORDURA E EVITA O GANHO DE PESO?

Não.

Essa é uma lenda que, normalmente, se ouve ao consumir um alimento gorduroso, como torresmo, bistecas, feijoada. É comum nessas ocasiões ouvir o comentário de que, ao pingar limão nesses alimentos, quebraremos a gordura e não ganharemos peso.

O limão, assim como outros alimentos ácidos, facilita de fato a digestão da gordura no nosso corpo, auxiliando o processo de quebra e de absorção desse nutriente. Dessa forma, ele pode nos ajudar a diminuir a sensação de estômago pesado após a ingestão de alimentos ricos em gordura. Mas, por facilitar a digestão, ele auxilia a entrada da gordura no nosso organismo e não interfere na eliminação dela.

70 A "FARINHA SECA-BARRIGA" REALMENTE AJUDA A PERDER A BARRIGA?

Depende.

A "farinha seca-barriga" é uma mistura das farinhas de feijão branco, berinjela, banana verde, maracujá, maçã, laranja, limão, cenoura, ameixa, soja preta. Todas essas farinhas são ricas em fibras, os principais nutrientes que devem estar presentes em uma dieta de emagrecimento. As fibras contribuem para o bom funcionamento intestinal, ou seja, aumentam o número de evacuações diárias, e regulam a absorção de carboidratos, evitando, assim, o pico de insulina (que favorece o acúmulo de gordura na região abdominal). Além disso, a combinação delas é rica em nutrientes como β-caroteno e vitamina C. Alguns dos ingredientes possuem funções específicas, como a farinha do feijão branco, que controla parcialmente a absorção de carboidratos, e a farinha de soja preta, que estimula a saciedade.

Apesar dessa mistura de farinhas selecionadas com propriedades funcionais e ricas em nutrientes diversos, a "farinha seca-barriga" não terá efeito se não for aliada a uma alimentação equilibrada e à prática de exercícios físicos. Ela pode, sim, ser coadjuvante do emagrecimento, porém não terá o efeito de diminuir a circunferência da cintura se juntamente com ela houver o consumo de hambúrgueres e batatas fritas. Além disso, é possível comprar essas farinhas separadamente, ou fazê-las em casa e montar a "farinha seca-barriga".

Alimentação e emagrecimento

71 O QUE DEVO CONSUMIR ANTES, DURANTE E APÓS OS TREINOS PARA EMAGRECER? ISSO FAZ DIFERENÇA NA QUEIMA DE GORDURAS?

Sim, o consumo alimentar antes, durante e depois do exercício pode interferir na queima de gordura.

Recomenda-se que 30 a 45 minutos antes do exercício sejam ingeridos alimentos fontes de carboidratos com baixo índice glicêmico, para manutenção da glicemia durante o exercício sem provocar grandes picos de insulina. Controlar a quantidade de alimentos também é importante, já que não devemos iniciar o treino em jejum, mas também não devemos consumir carboidratos em grande quantidade se o objetivo é o emagrecimento. A quantidade ingerida de carboidratos dependerá, então, das características do treino. Não se recomenda, por exemplo, o consumo de suplementos durante o exercício físico se o objetivo é emagrecer, salvo exceções, como treinos com duração superior a duas horas contínuas ou exercícios praticados em altas temperaturas – mas, nesse caso, a suplementação com isotônicos ou repositores deve ser feita apenas para evitar a desidratação excessiva.

Após o exercício, pode-se fazer uma refeição equilibrada com proteínas e carboidratos com diferentes índices glicêmicos (como batata-doce ou arroz com feijão, por exemplo) ou consumir um lanche à base de carboidratos e proteínas. A quantidade deve ser controlada e varia de indivíduo para indivíduo, assim como do tipo de exercício, do tempo e da intensidade. Por isso, é muito importante que nunca se siga o que o amigo está fazendo. Na dúvida de quantidades, deve-se procurar uma orientação nutricional.

72 EM RELAÇÃO AOS DIABÉTICOS, EXISTE ALGUMA INDICAÇÃO NUTRICIONAL ESPECÍFICA PARA QUE EMAGREÇAM SEM RISCOS?

Diabéticos devem tomar cuidado com a ingestão de carboidratos. Muitos decidem os cortar da dieta para que possam emagrecer de forma mais rápida, além de evitar a hiperglicemia. O problema é que esses indivíduos podem apresentar hipoglicemia facilmente, principalmente durante a prática de exercícios físicos. Dessa forma, os diabéticos devem controlar a ingestão de carboidratos, mas nunca os cortar totalmente, e sempre os consumir antes da prática de um exercício físico. Devem, ainda, manter uma alimentação equilibrada, rica em frutas, verduras, legumes, lácteos sem gordura, carnes e peixes magros e fibras (dar preferência a cereais e produtos integrais é extremamente importante), além da prática constante de exercícios físicos.

Alimentação e emagrecimento | 117

73 PARA CRIANÇAS E ADOLESCENTES, EXISTE ALGUMA RESTRIÇÃO E/OU CUIDADO A SER TOMADO NA DIETA PARA EMAGRECER?

Crianças e adolescentes não podem fazer dietas que incluam restrição de calorias. Isso porque a fase de crescimento e desenvolvimento requer muita energia, além de nutrientes específicos que podem estar em falta em dietas de restrição calórica. Dessa forma, para crianças e adolescentes, aconselha-se uma mudança qualitativa da alimentação, e não quantitativa. Para o emagrecimento, aconselha-se evitar o consumo de alguns alimentos, como biscoitos recheados, salgadinhos, bolinhos, sobremesas lácteas do tipo *petit suisse*, refrigerantes ou sucos de caixinha, doces, frituras, lanches, refeições *fast-food*, alimentos de preparo instantâneo, achocolatado, entre outros alimentos conhecidos como próprios para essa população.

Os alimentos recomendados para emagrecimento nessa fase são frutas, verduras, legumes, iogurtes, leite, cereais, leguminosas (feijão, grão-de--bico, lentilhas), carnes e peixes magros, biscoitos e pães integrais.

74 INGERIR LÍQUIDOS DURANTE AS REFEIÇÕES ENGORDA?

Ingerir líquidos durante as refeições não causa acúmulo de peso propriamente dito, porém pode atrapalhar a digestão.

A ingestão de líquidos durante as refeições faz que o suco gástrico fique mais diluído, alterando o pH ácido do estômago. Como a digestão no estômago depende do pH ácido para se realizar, a ingestão de líquidos pode retardar o processo, além de fazer o estômago produzir e liberar uma maior quantidade de ácido clorídrico para diminuir o pH gástrico novamente. Essa digestão lenta pode dar uma sensação de "barriga estufada" por mais tempo. Além disso, não é indicada a ingestão de líquidos durante as refeições para pessoas com problemas gástricos, como gastrite, azias e refluxo.

Alimentação e emagrecimento   119

75 A DIETA DOS PONTOS É UMA BOA ALTERNATIVA PARA EMAGRECER?

A dieta dos pontos é uma forma de "contar calorias" para se atingir o emagrecimento. Nessa dieta, cada porção de alimento tem uma pontuação correspondente, proporcional ao seu valor calórico. Cada indivíduo não deve ultrapassar uma quantidade de pontos diários, que deve ser estipulada pelo nutricionista.

A vantagem desse método é que o indivíduo pode controlar suas escolhas e não precisa restringir alimentos. Entretanto, a dieta falha por não trazer uma reeducação alimentar. O indivíduo, normalmente, não supre suas necessidades de vitaminas e minerais; pode não consumir quantidades suficientes de proteína e, em vez disso, consumir quantidades altas de gorduras e carboidratos. Dessa forma, a perda de peso pode ocorrer, sim, porém não à custa da perda de gordura corporal, mas, principalmente, de proteínas. Trata-se de um método apenas quantitativo, que controla as calorias, porém falta a atenção em controlar os outros nutrientes, que devem estar em equilíbrio para promover um emagrecimento saudável.

76 DEVO FAZER O "DIA DO LIXO" PARA EMAGRECER?

Não há, ainda, um consenso científico de que o "dia do lixo" seja uma boa estratégia de emagrecimento.

É denominado "dia do lixo" o dia (normalmente semanal) em que o indivíduo pode fugir da dieta e consumir o que quiser, sem restrição de alimentos e quantidades.

O surgimento da teoria de que o "dia do lixo" pode ajudar a emagrecer está relacionado ao fato de que indivíduos que apresentam perda de peso rápida possuem queda de um hormônio chamado leptina. Esse hormônio está associado ao controle da fome e do gasto energético diário, e sua queda promove o aumento da sensação de fome e a queda da taxa metabólica basal, levando ao aumento de peso. A ideia do "dia do lixo" é não permitir a queda de leptina durante o emagrecimento, porém essa teoria ainda é contraditória. Além desse fator, percebe-se que muitos indivíduos abusam no "dia do lixo" e acabam consumindo um excesso de calorias, principalmente na forma de gorduras e carboidratos, que acabam compensando o gasto energético da semana.

Alimentação e emagrecimento

77 SUBSTITUIR DIETAS POR *SHAKES* FAVORECE O EMAGRECIMENTO?

Não.

Os *shakes* são substitutos de refeição, ou seja, devem ser consumidos no café da manhã e no jantar. Normalmente, possuem fórmulas balanceadas, são ricos em fibras e vitaminas e minerais, mas não fazem milagres! Assim, além de consumirem *shakes*, os indivíduos devem seguir uma dieta balanceada nas demais refeições e fazer exercícios físicos.

Deve-se considerar, contudo, que a substituição de refeições por *shakes* não se faz necessária, uma vez que podemos consumir uma refeição simples e saudável e obter os mesmos nutrientes. Dessa forma, a ingestão de *shakes* não oferece bônus em relação a uma reeducação alimentar, ao contrário, torna as refeições monótonas e pouco apetitosas com o passar do tempo.

7

DIETAS E EMAGRECIMENTO

Na atualidade, sabe-se que o emagrecimento saudável é atingido a partir da prática de exercícios físicos associada a uma reeducação alimentar. Apesar disso, muitos indivíduos ainda procuram uma dieta milagrosa que apresente resultados rápidos. Com base em tais expectativas, surgem na mídia muitas dietas "milagrosas" baseadas na restrição de alimentos específicos ou no consumo exacerbado de outros. Essas estratégias têm se mostrado muito pouco eficientes. A restrição calórica severa pode até levar a perda de peso, no entanto, boa parte dessa perda será decorrente da massa livre de gordura. Isso indica que os indivíduos não estarão emagrecendo, já que, para isso acontecer, deve-se perder gordura corporal. Além disso, adaptações decorrentes do baixo consumo energético levam o organismo a trabalhar de maneira mais "preguiçosa", diminuindo seu ritmo para compensar esse baixo consumo. Dietas restritivas, além de não fornecerem a quantidade ideal de calorias ao longo de um dia, podem trazer graves prejuízos à saúde, pois é muito difícil conseguir equilibrar as necessidades cotidianas de macro e micronutrientes com um consumo de calorias muito baixo.

Nesta seção, discutiremos os efeitos e o funcionamento das dietas mais realizadas.

78 DIETAS DA MODA? O QUE É VERDADE E O QUE É LENDA SOBRE ELAS PARA EMAGRECER?

Não existe dieta ideal! As dietas da moda são intituladas desta forma porque aparecem e desaparecem rapidamente, quando muitos tentam e não encontram resultados. As dietas da moda são famosas pois prometem o que todo mundo mais quer: emagrecimento rápido. O problema é que o emagrecimento rápido nunca ocorre de forma saudável e sem efeitos colaterais. Além disso, a maioria das pessoas considera uma dieta eficaz quando esta promete o emagrecimento rápido. Emagrecer não deve ser rápido, afinal, ninguém ganhou tanto peso em um espaço curto de tempo.

Devemos ter cuidado especialmente com as dietas da moda que requerem a retirada de algum componente específico (glúten, leite, carboidratos, frutas), pois, normalmente, essa retirada leva à carência de algum nutriente. Não se deve proibir alimentos, mas apenas indicar a moderação do seu consumo.

O emagrecimento não depende de dieta da moda, depende de mudança de hábito. Deve-se buscar uma alimentação saudável, rica em verduras, legumes, frutas, carnes magras, lácteos com pouca gordura, evitar alimentos doces, com gordura excessiva, praticar exercícios físicos, manter hábitos de vida saudável, beber água, não exagerar no café e na bebida alcóolica, não fumar e dormir bem. Qualquer suplemento, tratamento ou alimento com propriedade emagrecedora, fitoterápico, só terá efeito se for aliado a todas essas mudanças.

124 | Desvendando o emagrecimento

79 PARA EMAGRECER, DEVO FAZER UMA DIETA COM BAIXO OU ZERO CARBOIDRATOS (DIETA *LOW CARB*)?

Comer carboidratos em exagero, assim como qualquer outro nutriente, pode levar ao ganho de peso. O carboidrato é o nutriente energético mais importante e mais requerido pelo organismo; dessa forma, não deve ser cortado do nosso dia a dia.

O problema é que, atualmente, a dieta ocidental é muito rica em carboidratos, especialmente os refinados e os açúcares. A ingestão deles está associada ao ganho de peso, pois, quando eles são ingeridos, liberamos o hormônio insulina, responsável por impedir a utilização de gorduras como fonte de energia pelo músculo e, como efeito, promover o depósito de gordura no tecido adiposo. Quanto maior a liberação desse hormônio, maior é o efeito.

Entretanto, a insulina possui outras funções importantes, como captação de glicose pelo músculo esquelético, síntese proteica, entre outros. Dessa forma, não se deve evitar sua liberação, mas a liberação acentuada.

Os picos de insulina excessivos podem ser causados por dois fatores: excesso de carboidratos na alimentação ou ingestão de carboidratos refinados, como farinhas brancas, arroz branco, batata-inglesa e açúcares. Portanto, quem pretende emagrecer deve substituir esses alimentos pelos integrais e controlar sua ingestão.

Quadro 7.1 – Alimentos ricos em carboidratos refinados *vs.* carboidratos integrais

Alimentos ricos em carboidratos refinados e açúcares	Alimentos ricos em carboidratos integrais e fibras
Pão branco	Pães integrais
Massas	Arroz integral
Biscoitos e bolachas	Aveia em floco grosso
Batata-inglesa cozida e frita	Feijão
Açúcares, mel, achocolatado	Massas integrais
Doces em geral	Batata-doce
Salgados	Frutas
Arroz branco	Trigo integral

Desvendando o emagrecimento

80 PARA EMAGRECER, DEVO RETIRAR DA ALIMENTAÇÃO PÃES, BATATA, MACARRÃO E MANDIOCA?

Não, mas deve controlar a ingestão.

Esses alimentos são ricos em carboidrato, um nutriente necessário, pois, além de ser fonte de energia, desempenha outras funções no organismo, como hidratação e formação de bases de DNA. O problema, entretanto, se dá no excesso desses alimentos ao longo do dia, pois o consumo elevado pode levar ao ganho de peso. Deve-se evitar várias fontes de carboidrato na mesma refeição, como arroz, batata e farofa, ou, caso consuma esses alimentos juntos, diminuir a porção deles.

Dietas e emagrecimento

81 A DIETA DO TIPO SANGUÍNEO FUNCIONA?

Não há evidências científicas que comprovem sua efetividade.

A dieta do tipo sanguíneo tem como objetivo restringir determinados alimentos ou grupos alimentares específicos para cada tipo sanguíneo. Muitas pessoas relatam ter tido sucesso no emagrecimento com essa dieta, já que a retirada de um grupo alimentar, como lácteos ou carnes, em muitos casos leva à redução de peso pela exclusão de uma classe de alimentos produzidos a partir desse grupo. Por exemplo, no caso do sangue tipo O, ao qual é atribuída a necessidade de se retirar os lácteos, não é apenas o leite que é excluído, mas todos os alimentos feitos de leite, como bolachas, bolos, pães, doces, entre outros. Contudo, para emagrecer, não há a necessidade de se excluir alimentos específicos, mas de controlar o consumo em geral deles.

82 A DIETA DUKAN FUNCIONA PARA EMAGRECER?

Depende.

A dieta Dukan é uma dieta da proteína modificada, desenvolvida pelo médico francês Pierre Dukan. Dr. Dukan escreveu um livro intitulado *Eu não consigo emagrecer*, no qual descreve o método de emagrecimento. No início do livro, o médico deixa claro que essa dieta não possui comprovação científica e que foi desenvolvida por ele com base em sua experiência clínica. A dieta consiste em quatro fases, porém todas elas têm como base da alimentação o consumo de proteínas, a introdução de verduras e frutas de forma gradativa, o consumo de farelo de aveia como fonte de fibras e indutor de saciedade e a ingestão restrita e esporádica de carboidratos e lipídios.

Claramente, ao seguir a dieta à risca, ocorre o emagrecimento, e, na maioria dos casos, de uma forma mais rápida que nas demais dietas. Ao oferecer apenas proteínas para o seu corpo, há uma maior utilização de gordura corporal como fonte de energia. Entretanto, apesar dos resultados rápidos da dieta, há alguns efeitos adversos que devem ser comentados, bem como algumas restrições:

- A dieta não é restritiva em quantidade, porém é muito restritiva em alimentos, o que torna sua execução difícil na maioria das vezes.
- A dieta é restritiva em carboidratos, o que pode causar cefaleia, tontura, mau humor, imunossupressão e queda de rendimento durante exercícios físicos.
- A dieta é rica em proteínas, e esse consumo excessivo crônico pode levar a problemas renais, hepáticos, câncer, osteoporose, entre outros.
- Essa dieta não deve ser seguida por pacientes com gastrite, refluxo ou úlcera, pelo excesso de proteínas.

Dietas e emagrecimento

- Quando excluem os carboidratos da sua dieta por um tempo, muitos indivíduos costumam apresentar uma compulsão alimentar muito grande por doces e apresentam dificuldades em controlar seus desejos por esses alimentos, o que pode levar ao reganho de peso de forma rápida.
- É uma dieta impossível de ser realizada por um vegetariano.
- Não deve ser seguida por pacientes com gota.
- Deve ser evitada por pacientes com hipertensão arterial.

Não podemos esquecer que essas dietas da moda são impessoais e que não levam em consideração o cotidiano de cada um, suas restrições, vontades, vidas sociais e condições financeiras. Dessa forma, elas podem funcionar para alguns indivíduos que tenham condição de se adequar às imposições desse tipo de dieta, o que não acontece com a maioria das pessoas. Muitos tentam segui-las na tentativa de atingir seus objetivos rapidamente e se frustram por não conseguirem. A dieta individualizada é, portanto, sempre um caminho melhor para se atingir os objetivos. Dieta eficaz não é aquela que promove perda de peso rápida, mas aquela que você consegue adaptar ao seu estilo de vida.

83 A DIETA *DETOX* É UMA BOA OPÇÃO PARA O EMAGRECIMENTO?

Não.

Em primeiro lugar, não existe uma dieta capaz de desintoxicar o organismo; este é um papel do fígado e dos rins. A dieta *detox*, bastante conhecida atualmente, por sua vez, não tem como objetivo emagrecer e, sim, "desinchar". A proposta da dieta *detox* é fornecer água, minerais e vitaminas em deficiência e evitar outras substâncias que sobrecarregam o fígado, para que o organismo funcione de forma mais eficiente e elimine o excesso de sódio, entre outras substâncias que devem ser hidroxiladas por esse órgão, para que possam ser excretadas pela urina a partir dos rins. Dessa forma, a dieta *detox* é pautada no consumo de alimentos naturais, muitas frutas, verduras, legumes, integrais, sem a ingestão de carnes, dando preferência a peixes ou ovos, e na ingestão de chás e sucos "desintoxicantes", que possuem substâncias que ajudam na detoxificação hepática e na melhora da circulação. Não há comprovação científica de seus efeitos benéficos.

Essa estratégia, normalmente, é utilizada em um curto período de tempo, de cinco a sete dias, no início de um programa de redução de peso, para que se possa normatizar a quantidade de vitaminas e minerais corpóreos e, dessa forma, ativar o metabolismo. Entretanto, muitas pessoas, ao realizar uma dieta *detox*, notam uma perda de peso rápida (de 1 kg a 3 kg durante a semana). A perda de peso rápida ocorre porque há uma perda muito grande de água retida, o que causa diferença na balança. Portanto, ela não está associada à perda de gordura, mas, sim, de água corporal.

Algumas dietas *detox* são bem restritivas e retiram alguns alimentos como carnes, café, leite, pães de todos os tipos, e a maioria tem sopas como base. Por isso, não se deve seguir uma dieta *detox* por muito tempo, pois pode causar algumas carências nutricionais e, normalmente, após uma semana, perde o efeito de perda de peso rápida.

Quadro 7.2 – Alimentos consumidos e evitados nas dietas *detox*

Alimentos consumidos	Alimentos evitados
Frutas	Carnes
Hortaliças cruas	Lácteos
Verduras cozidas	Café e alimentos com cafeína
Cereais integrais	Refrigerantes
Tubérculos cozidos (batata-doce, mandioca)	Alimentos com glúten
Chás	Massas
Sucos de frutas com hortaliças	Doces e açúcares
Gengibre	Alimentos industrializados

Desvendando o emagrecimento

84 DEVO CORTAR TOTALMENTE AS GORDURAS DA ALIMENTAÇÃO PARA EMAGRECER?

Não.

Além de fornecerem energia, as gorduras possuem funções vitais no organismo, como formação de hormônios, vitamina D, membranas celulares, sais biliares, bainha de mielina das células do cérebro e muitos processos biológicos, como a regulação da inflamação. Dessa forma, ao ingerir gorduras, devemos dar preferência às monoinsaturadas (azeite de oliva, castanhas, abacate) e poli-insaturadas (óleos vegetais, óleos de peixe e peixes) e diminuir a ingestão das saturadas (gordura da carne, manteiga, creme de leite, *bacon*, banha de porco).

As gorduras que devemos tentar eliminar da dieta são as *trans*, encontradas na maioria dos produtos industrializados, pois estão presentes na gordura vegetal hidrogenada, ingrediente utilizado na maioria das preparações industriais. Essa classe de gorduras, além de favorecer o ganho de peso, pode levar a vários problemas metabólicos, propiciando o aparecimento de doenças, como problemas cardiovasculares, Alzheimer, depressão, entre outros.

Dietas e emagrecimento

85 CHÁS EMAGRECEDORES FUNCIONAM?

Não.

Os chás emagrecedores normalmente apresentam compostos termogênicos e lipolíticos, ou seja, favorecem a liberação da gordura estocada para o sangue e aumentam a taxa metabólica e o gasto energético. Entretanto, o aumento da taxa metabólica não é alto o suficiente para promover o emagrecimento ou compensar um consumo elevado. Além disso, o efeito lipolítico de alguns chás apenas promove a liberação dos ácidos graxos no sangue, mas não aumenta sua oxidação. Para que haja oxidação desses lipídios, o controle alimentar ou o exercício físico são necessários. Dessa forma, os chás podem auxiliar o emagrecimento quando aliados a uma dieta saudável e a exercícios físicos associados.

86 QUAL A DIFERENÇA ENTRE *LIGHT* E *DIET*? QUAL É MELHOR OPÇÃO PARA EMAGRECER?

Produtos *diet* são produtos alimentares que sofreram modificação de sua fabricação original pela retirada de um nutriente específico.

Em sua maioria, os produtos *diet* possuem retirada total de açúcar e, normalmente, são desenvolvidos para indivíduos com patologias específicas, como diabéticos. Apesar de terem certos nutrientes excluídos de suas fórmulas, não necessariamente possuem redução calórica ou são mais saudáveis, pois, geralmente, apresentam outro nutriente em maior quantidade, para compensar a falta daquele retirado. Dessa forma, é um erro pensar que chocolate *diet* pode ser consumido à vontade por indivíduos que desejam emagrecer, uma vez que, apesar de não apresentar açúcar na sua fórmula, tem grande quantidade de gordura.

Os produtos *light*, por sua vez, possuem uma redução na quantidade de algum nutriente (açúcar, gordura, sódio) ou nas calorias totais. São desenvolvidos, normalmente, para dietas com restrição calórica ou de algum nutriente, como o sódio para os hipertensos. Apesar de apresentarem redução de nutrientes e/ou calorias, esses alimentos não promovem a perda de peso e, se consumidos em excesso, podem até aumentá-lo.

Dietas e emagrecimento

87 PARA EMAGRECER, DEVO FAZER UMA DIETA HIPERPROTEICA (RICA EM PROTEÍNAS)?

Não necessariamente.

Precisa haver um balanço entre carboidratos, proteínas e lipídios. O controle de ingestão ocorre principalmente entre carboidratos e lipídios. Esses nutrientes devem ser ingeridos na quantidade correta e no tipo correto. As proteínas, por sua vez, podem aumentar sua saciedade e a termogênese, por isso, também devem ser ingeridas na quantidade correta, não podendo ser em pequenas quantidades. Mas isso não significa que uma dieta hiperproteica ocasione melhores resultados no emagrecimento; pode ocorrer o contrário. Se a ingestão for muito alta, o excesso que não consegue ser eliminado pode aumentar a produção de glicose e de ácidos graxos, podendo atrapalhar a perda de peso.

88 QUANTO MENOS CALORIAS EU INGERIR, MAIS RÁPIDO VOU EMAGRECER?

Não exatamente.

Sabemos que, para que ocorra o emagrecimento, há a necessidade de uma redução do consumo calórico. Entretanto, essa redução deve ser equilibrada e individualizada, e apenas um profissional nutricionista consegue avaliar o quanto reduzir da alimentação.

Bray e Bouchard (2008) apontam que, com a diminuição calórica brusca, há uma redução de peso acentuada em um primeiro momento. Contudo, essa redução sinaliza em nosso corpo a privação alimentar pela qual estamos passando, e, na tentativa de não gastar todas as suas reservas rapidamente, ocorre uma redução importante do metabolismo no intuito de se poupar calorias. Dessa forma, a redução calórica brusca irá favorecer a redução de taxa metabólica; assim, o indivíduo passará a gastar cada vez menos energia e, consequentemente, necessitar de uma menor ingestão alimentar. Portanto, quando se utilizam de métodos e estratégias radicais de emagrecimento, ocorre um fenômeno muito comum, que é estagnação: o indivíduo para de perder peso. Isso ocorre porque seu metabolismo diminuiu até atingir um gasto totalmente compensado pela ingestão (por menor que esta seja). Assim, a redução calórica acentuada pode ser perigosa e não deve ser seguida com o intuito de redução rápida de peso.

Dietas e emagrecimento

89 DIETAS POBRES OU SEM O GLÚTEN FAVORECEM O EMAGRECIMENTO?

Não. Não há nada na literatura científica que aponte o glúten como causador do ganho de peso.

O glúten é formado a partir da combinação das proteínas gliadina e glutenina, presentes em trigo, centeio, cevada, triticale e aveia. Alguns indivíduos não conseguem digerir o glúten, o que causa uma doença inflamatória intestinal denominada doença celíaca. Os indivíduos celíacos precisam, obrigatoriamente, retirar todo o glúten da sua dieta por toda a vida.

Apesar da falta de evidências na literatura, alguns indivíduos relatam emagrecimento com a retirada do glúten. Isso pode ocorrer pois a retirada do glúten da dieta implica a retirada de pães, hambúrgueres, salgados, *pizza*, lanches com trigo, massas em geral, muitos doces, como tortas e bolos, entre outros. Apesar desse lado satisfatório, deve-se ter precaução com essa retirada, uma vez que a substituição por pães sem glúten pode levar a uma alta ingestão de carboidratos refinados, visto que as farinhas sem glúten são formadas de fécula de batata, tapioca, farinha de arroz, entre outras farinhas refinadas, com índice glicêmico alto.

138 | Desvendando o emagrecimento

90 O XAROPE CASEIRO QUE EMAGRECE EM 30 DIAS REALMENTE FUNCIONA?

O xarope caseiro circula nas redes sociais com a promessa de emagrecer em menos de 30 dias. É uma mistura de ingredientes como gengibre, nabo, canela e mel.

Essa mistura possui propriedades termogênicas e diuréticas que podem ter um efeito positivo na diurese e evitar a retenção hídrica. Porém, sem uma dieta associada, não terá nenhuma função emagrecedora. Nenhum alimento é capaz de causar emagrecimento sem uma alimentação adequada.

SUPLEMENTAÇÃO E EMAGRECIMENTO

A procura por suplementos alimentares para o emagrecimento tem aumentado a cada dia, e seu uso tem se tornado cada vez mais indiscriminado. Muitos dos suplementos são compostos por substâncias ilícitas, farmacológicas ou que não possuem efeito comprovado, podendo causar sérios danos à saúde e, na maioria das vezes, não gerando o resultado desejado. A promessa está baseada sempre na perda de peso rápido, sem esforço. No entanto, não existe milagre quando o assunto é emagrecimento. A gordura precisa ser mobilizada, transportada e utilizada nas células como combustível, e, para que isso aconteça, processos complexos devem estar envolvidos.

Nesta seção, procuramos elucidar como suplementos podem auxiliar no processo de emagrecimento, qual a real contribuição de cada um e quais são mais eficazes.

91 SUPLEMENTOS TERMOGÊNICOS FUNCIONAM PARA EMAGRECER?

Não.

Os suplementos termogênicos são recursos ergogênicos (substâncias capazes de melhorar o desempenho) compostos por várias substâncias nutricionais e, em alguns casos, substâncias farmacológicas. Eles possuem a função de aumentar o gasto calórico diário pela produção de calor (termogênese). Dessa forma, os suplementos termogênicos ingeridos, se não estiverem associados a uma dieta equilibrada, não causam emagrecimento, pois o aumento do gasto energético, na maioria das vezes, não é suficiente para compensar o excesso da ingestão calórica em uma dieta desequilibrada. Além disso, esses suplementos favorecem a queima de gordura durante ou após o exercício físico, o que significa que não associar exercícios e dieta equilibrada não causará o efeito desejado.

Em sua maioria, os suplementos estimulam o sistema nervoso central, aumentando a disposição para fazer exercícios. O grande problema é que eles possuem, em sua composição, substâncias como cafeína ou outros estimulantes, que podem causar insônia e arritmias cardíacas, aumentar a ansiedade e elevar a pressão. Portanto, não são aconselhados para indivíduos sensíveis a tais substâncias, hipertensos e portadores de doenças cardiovasculares.

Os termogênicos que podem auxiliar no emagrecimento, como coadjuvantes do exercício e da alimentação equilibrada, são aqueles que possuem doses moderadas de nutrientes, como vitaminas do complexo B e alguns fitoterápicos em doses moderadas e baixas ou sem cafeína. Os termogênicos que possuem efedrina e DMMA (dimetilamilamina) são proibidos pela Anvisa e podem acarretar diversos sintomas e efeitos colaterais, como dependência, disfunção hepática e renal, alterações cardíacas, enxaqueca, entre outros. De todo modo, aconselha-se sempre o acompanhamento de um nutricionista na escolha de um termogênico, pois os efeitos colaterais são individuais e dependem da sensibilidade de cada indivíduo aos compostos.

92 OS SUPLEMENTOS À BASE DE L-CARNITINA PROMETEM EMAGRECIMENTO RÁPIDO E COM QUALIDADE. QUAIS AS VERDADES E MENTIRAS SOBRE ESSE SUPLEMENTO?

A L-carnitina não possui efeito emagrecedor. Esse suplemento participa do transporte dos ácidos graxos (gordura) para o interior da mitocôndria, local da célula em que a gordura será oxidada. Dessa forma, a falta de L-carnitina prejudica a oxidação de gorduras pelo músculo esquelético. Entretanto, sabe-se que esse suplemento auxilia o transporte de gordura apenas em indivíduos que não conseguem produzi-la, porém são raros os casos. Indivíduos que não apresentam essa deficiência produzem grande quantidade de L-carnitina, portanto, não se beneficiam com o suplemento.

A deficiência muscular de carnitina tem como principais sinais clínicos e sintomas: astenia (fraqueza muscular) durante toda a vida, mioglobinúria (mioglobina na urina), miopatia metabólica e excesso de gotículas de gordura no músculo esquelético.

Suplementação e emagrecimento

93 O CONSUMO DE ANTIOXIDANTES AUXILIA NO PROCESSO DE EMAGRECIMENTO? EXISTE UM MOMENTO IDEAL PARA CONSUMI-LOS?

Não diretamente.

Antioxidantes participam dos processos metabólicos de neutralização dos radicais livres do organismo. Os radicais livres são moléculas instáveis que desestabilizam estruturas celulares e, em excesso de forma crônica, podem causar várias doenças, como câncer, diabetes, doenças cardiovasculares. Entretanto, eles também são importantes para a biogênese mitocondrial, ou seja, para a formação de mitocôndrias no músculo esquelético. Os radicais livres são produzidos naturalmente pelo organismo a partir de reações metabólicas, porém podem ter maior produção por influências externas, como alimentação, atividade física, poluição, tabagismo, álcool, drogas e outros. Dessa forma, os nutrientes antioxidantes são importantes para evitar o estresse oxidativo (desbalanço entre produção de radicais livres e defesas antioxidantes), que pode causar cronicamente alterações metabólicas importantes.

O consumo de antioxidantes deve ser feito ao longo do dia por meio de alimentos ricos em vitaminas e minerais antioxidantes, como frutas, verduras, hortaliças cruas, castanhas, entre outros. Esses alimentos, além de serem considerados fontes dos principais micronutrientes antioxidantes (vitamina C, vitamina E, zinco, magnésio, selênio), possuem substâncias antioxidantes, como polifenóis.

94 O CONSUMO DE CHÁ-VERDE EMAGRECE?

Não.

O chá-verde está associado com perda de peso em razão da sua capacidade termogênica. Conforme Howard e Wildman (2007) e Mine (2005), o aumento de gasto energético diário causado pela ingestão dele é de cerca de 4% da taxa metabólica basal (cerca de 40 a 70 calorias). Esse aumento de gasto energético, se não estiver associado a uma alimentação equilibrada, dificilmente implicará perda de peso.

Contudo, para se atingir um efeito de aumento de gasto energético, deve-se ingerir cerca de 10 xícaras do chá por dia, quantidade que pode levar a diversos efeitos adversos, como aumento da frequência cardíaca, insônia, alterações de humor, entre outros. A quantidade máxima recomendada de ingestão de chá-verde é de duas xícaras por dia, e esta não deve ser recomendada a indivíduos hipertensos, dependentes químicos, com doenças renais, psiquiátricas e glaucoma.

Dessa forma, o chá-verde deve ser consumido, pois possui muitas propriedades benéficas e é um excelente antioxidante. Porém deve ser ingerido com moderação e, para promover a perda de peso, deve estar associado a estilos de vida saudáveis, como alimentação equilibrada e prática de exercícios físicos.

Suplementação e emagrecimento

95 CAFEÍNA EMAGRECE? EM EXCESSO FAZ MAL? QUANTO DEVO CONSUMIR POR DIA?

A cafeína pode auxiliar na perda de peso, mas, utilizada como único recurso, não causa emagrecimento. Ela inibe uma enzima denominada fosfodiesterase, que prolonga o efeito da lipólise (quebra de gordura do tecido adiposo). Para que ocorra a lipólise, é necessária a presença de catecolaminas, hormônios liberados durante o exercício físico. Dessa forma, a cafeína pode, sim, auxiliar na perda de peso quando aliada ao exercício físico e, ainda, a uma dieta equilibrada.

O grande problema relacionado à suplementação de cafeína é a resistência causada pelo seu consumo crônico. Quando se faz uso contínuo dessa substância, ela começa a perder o efeito, levando o indivíduo a aumentar a dose. A cafeína em excesso pode causar efeitos adversos e sintomas indesejáveis, como cefaleia, agitação, insônia, aumento da frequência cardíaca e pressão arterial, tremores e, em casos mais graves, paranoia, coma e morte. Além disso, ela não é recomendada para indivíduos que possuam gastrite ou refluxo e enxaqueca.

A recomendação diária de cafeína é de, no máximo, 80 mg por dia, o equivalente a, aproximadamente, três xícaras de café pequenas. Acima dessa quantidade, há o risco de aparecimento dos sintomas listados. Vale ressaltar que os efeitos da cafeína são individuais; algumas pessoas os sentem com apenas uma xícara de café. Portanto, deve-se ter precaução com seu uso e começar sempre com uma dosagem pequena. Os termogênicos à base de cafeína possuem uma quantidade de 140-420 mg por dose.

Tabela 8.1 – Quantidade de cafeína nas principais bebidas e alimentos comercializados

CAFÉ		
Tipo de café	Porção	Cafeína
Espresso	30 ml	40-75 mg
Espresso descafeinado	30 ml	0-15 mg
Café coado em geral	240 ml	95-200 mg
Café solúvel em geral	240 ml	27-173 mg
Café descafeinado solúvel em geral	240 ml	2-12 mg
CHÁS		
Tipo de chá	Porção	Cafeína
Chá-mate	240 ml	27 mg
Chá-preto	240 ml	14-61 mg
Chá-preto descafeinado	240 ml	0-12 mg
Chá-verde	240 ml	24-40 mg
Chá gelado Lipton®	240 ml	11-17 mg
REFRIGERANTES E ENERGÉTICOS		
Refrigerante	Porção	Cafeína
Coca-Cola®	350 ml	30-35 mg
Coca-Cola Zero®	350 ml	35 mg
Guaraná Antarctica®	350 ml	2 mg
Guaraná Antarctica Zero®	350 ml	4 mg
Pepsi®	350 ml	32-39 mg
Sprite®	350 ml	0 mg
Energéticos	Porção	Cafeína
Burn®	250 ml	36 mg
Monster®	240 ml	80 mg
Red Bull®	250 ml	76-80 mg
OUTROS PRODUTOS		
Produto	Porção	Cafeína
Achocolatado em geral	240 ml	4-5 mg
Chocolate amargo	25 g	17-23 mg
Dorflex®	1 comprimido	50 mg

Adaptado de: <http://www.medclick.com.br/saude/2014/06/quantidade-de-cafeina-em-alimentos-e-bebidas/>. Acesso em: 27 dez. 2015.

96 O ÓLEO DE COCO EMAGRECE MESMO? QUAL A ATUAÇÃO FISIOLÓGICA DESSE PRODUTO NO ORGANISMO?

Não.

O óleo de coco é uma gordura rica em ácidos graxos de cadeia média. Tais ácidos graxos se destacam dos demais consumidos na dieta pois seu metabolismo é diferenciado: possuem digestão e absorção mais rápida, são transportados pelo sangue sem a necessidade de transportadores específicos, possuem característica mais hidrofílica, são utilizados como energia de forma rápida e não são armazenados no tecido adiposo como estoque. De acordo com Jeukendrup (1991), o óleo está associado a propriedades termogênicas e ao aumento da saciedade.

Em razão de suas características diferenciadas, muitos estudos foram conduzidos na década de 1990 em relação às gorduras denominadas TCMs (triacilgliceróis formados por ácidos graxos de cadeia média) e ao emagrecimento. Apesar de algumas evidências, não foi comprovada a eficácia dos TCMs no emagrecimento, com exceção de indivíduos que substituíram as gorduras saturadas da dieta por esse tipo de ácido graxo.

O óleo de coco na forma de suplemento não provoca emagrecimento, pois sua propriedade termogênica não é suficiente para gerar esse efeito. Em muitos casos, a suplementação aumenta a quantidade de gorduras da dieta, podendo levar à esteatose hepática e ao aumento de lipídios sanguíneos.

9

OUTRAS INTERVENÇÕES E EMAGRECIMENTO

A busca pelo emagrecimento não está associada apenas ao exercício e à alimentação. Muitos indivíduos recorrem a outros métodos na busca de resultados positivos, como cirurgias, fármacos, produtos de beleza e diferentes estratégias alternativas.

Além de questionáveis, essas práticas podem ser perigosas. Apelos midiáticos impõem a todo o momento uma ditadura de estética perfeita, com modelos com corpos exuberantes associados imediatamente à venda de produtos milagrosos. Nesta seção, procuramos elucidar como esses e outros métodos podem auxiliar no processo de emagrecimento, qual a sua real contribuição nele e quais métodos alternativos são realmente eficazes.

97 LIPOASPIRAÇÃO É RECOMENDADA PARA O EMAGRECIMENTO?

Não.

Muitas pessoas procuram a lipoaspiração como método emagrecedor e retiram grande quantidade de gordura corporal, o que não é aconselhável, pois o ideal seria a retirada máxima de 5% do peso corporal total. Além disso, é um mito acreditar que o local lipoaspirado não volta a acumular gordura, pois, atualmente, se sabe que o tecido adiposo retirado pode se desenvolver novamente por um processo denominado adipogênese. Isso geralmente, ocorre com indivíduos que realizam essa cirurgia e não se atentam à alimentação e à prática de exercícios físicos.

A lipoaspiração é uma cirurgia de caráter estético, ou seja, não deve ser utilizada como método emagrecedor, mas, sim, para retirada de pequenos acúmulos de gordura localizada. Ela consiste na retirada de tecido adiposo por meio de uma cânula, introduzida no espaço subcutâneo e ligada a um aparelho de sucção. Este remove o tecido adiposo localizado abaixo do tecido epitelial. Dessa forma, a lipoaspiração não remove apenas a "gordura corporal", mas também as células envolvidas, microvasos e o tecido conjuntivo presente. Trata-se de um método muito invasivo e causador de inflamação local, podendo causar muita dor no pós-operatório e deformidade do tecido.

A lipoaspiração pode ser considerada um método cirúrgico estético para a retirada de pequenas quantidades de gordura localizada quando a alimentação equilibrada e os exercícios físicos não apresentam bons resultados nessa região específica, uma vez que algumas são mais resistentes à lipólise e tendem a estocar maior quantidade de gordura. Além disso, alguns fatores ambientais podem favorecer o acúmulo de gordura em algumas regiões, dificultando a "retirada" de gordura delas. Um exemplo disso é a utilização de roupas como sutiãs com costuras apertadas, que impedem o desenvolvimento do tecido adiposo das regiões pressionadas, mas favorecem o desenvolvimento em regiões próximas, o que explica o porquê de muitas mulheres procurarem a lipoaspiração para retirada de gordura na região das costas, abaixo da linha do sutiã.

150 | Desvendando o emagrecimento

98 MUITOS ESPECIALISTAS ALEGAM QUE AUMENTO MINHA TENDÊNCIA A ENGORDAR APÓS ESSE PROCEDIMENTO (LIPOASPIRAÇÃO). ISSO É VERDADE?

Sim.

O aumento de peso após a lipoaspiração pode ocorrer por várias razões. A primeira delas está relacionada com a retirada considerável das células do tecido adiposo, responsáveis por armazenar nossa gordura corporal, mas também por produzir hormônios chamados adipocinas. Um deles é a leptina, responsável por regular nossa sensação de saciedade. Quanto maior a célula do tecido adiposo, maior a liberação de leptina, levando a uma maior saciedade. Quando retiramos essas células, a concentração desse hormônio cai de forma considerável, aumentando a sensação de fome e fazendo que o indivíduo coma mais do que deveria.

A segunda razão pelo qual a lipoaspiração pode aumentar as chances de se engordar é pela inflamação que ela causa. Em situações de quadro inflamatório aumentado no organismo, produzimos e secretamos uma maior quantidade do hormônio cortisol, pois este apresenta função anti-inflamatória. O cortisol, entretanto, atua aumentando a compulsão alimentar, pois aumenta a fome e diminui nossa sensação de saciedade.

A terceira razão está relacionada com o efeito rebote que a cirurgia pode causar, estimulando um processo denominado adipogênese, ou seja, aumento do número de células adiposas, facilitando, dessa forma, o acúmulo de gordura corporal.

Apesar desses fatores negativos, Benati et al. (2011) sugerem que eles podem ser minimizados quando o indivíduo é submetido a dieta equilibrada e a exercícios físicos no pós-operatório.

99 REMÉDIOS QUE PROMOVEM UMA PERDA DE PESO RÁPIDA FAZEM MAL PARA A SAÚDE OU ISSO É LENDA? QUAIS SERIAM AS VANTAGENS E DESVANTAGENS DA PRESCRIÇÃO E DO USO DESSES REMÉDIOS?

Os remédios que podem auxiliar no emagrecimento são divididos em dois grupos: medicamentos que atuam no centro da fome e da saciedade, aumentando esta última via sistema nervoso central; e medicamentos que interferem na absorção de nutrientes, como gorduras e carboidratos. Eles são coadjuvantes no processo, uma vez que ajudam na diminuição da fome, mas não "emagrecem" ninguém, porque, para que haja emagrecimento, é necessária a junção de alimentação equilibrada e exercícios físicos.

O primeiro grupo de medicamentos, atualmente, tem sua venda controlada, e a grande maioria dessa classe está proibida para comercialização, pois atuam no sistema nervoso central e, dessa forma, podem alterar humor, batimentos cardíacos e percepção, causar insônia, depressão, entre outros sintomas. Como provocam muitos efeitos colaterais, os medicamentos devem ser prescritos por um médico, e o tratamento deve ser integralmente monitorado. Fazem parte deste grupo a sibutramina, a ibupropiona, o femproporex e a anfepramona (os dois últimos, atualmente, estão proibidos no Brasil pela Anvisa).

O segundo grupo de medicamentos, conforme mencionado, tem a função de impedir parcialmente a absorção de gorduras e carboidratos. Esses nutrientes, uma vez que não são absorvidos, são eliminados pelas fezes. Dessa forma, essa classe de medicamentos não auxilia na perda de peso diretamente, apenas diminui a absorção dos nutrientes ingeridos, diminuindo a disponibilidade de nutrientes energéticos e aumentando a mobilização da gordura estocada para fornecimento de energia. Dessa forma, não promovem perda de peso instantânea, e, em alguns casos, não há perda de peso alguma. Os principais efeitos colaterais estão associados a cólicas intestinais e esteatorreia (gordura nas fezes). Fazem parte deste grupo o Xenical (Or-listat), a quitosana e alguns fitoterápicos, como a faseolamina (presente no feijão branco).

Quadro 9.1 – Medicamentos emagrecedores e modo de ação

Sibutramina	Aumento da saciedade
Rimonabanto	Diminuição do apetite por carboidratos
Xenical	Inibição parcial da absorção de gordura dietética
Femproporex	Inibição da fome
Anfepramona	Inibição da fome
Quitosana	Inibição parcial da absorção de gordura dietética

Outras intervenções e emagrecimento 153

100 A MEDICINA ORTOMOLECULAR PROMOVE O EMAGRECIMENTO? COMO ISSO SERIA POSSÍVEL?

A medicina ortomolecular age corrigindo possíveis deficiências do nosso corpo em nível molecular. Dessa forma, ela atua investigando de forma minuciosa quais micronutrientes podem estar em falta no corpo e corrige tais deficiências com a suplementação deles. Normalmente, quando há falta de alguns micronutrientes em nosso organismo, como cromo, vitamina D, vanádio, entre outros, o paciente poder ter dificuldade para perder peso, pois a deficiência deles pode causar pequenas disfunções metabólicas que podem atrapalhar o processo. Nesses casos, a suplementação realizada pode auxiliar os indivíduos que desejam emagrecer.

Quando os indivíduos não apresentam carências nutricionais, a suplementação excessiva não causará o emagrecimento. Atualmente, a maioria das pessoas apresenta carência de micronutrientes, e é por isso que essa área médica tem ganhado muitos adeptos. Entretanto, não é o médico ortomolecular o único capaz de identificar as carências; profissionais médicos e nutricionistas especializados também podem realizar essa investigação.

Um último ponto importante é que apenas a suplementação desses micronutrientes não é suficiente para causar perda de peso. Qualquer tratamento ortomolecular é coadjuvante ao tratamento principal: alimentação equilibrada e exercício físico.

101 FREQUENTAR *SPA* É UMA BOA ESTRATÉGIA PARA EMAGRECER?

Depende.

Atualmente, os *spas* oferecem serviços personalizados de emagrecimento, acompanhamento nutricional e refeições balanceadas e cuidadosamente planejadas que facilitam a vida dos indivíduos que pretendem emagrecer, além de acompanhamento médico e atividades físicas e recreacionais estimulantes. Além disso, oferecem como maior vantagem o não acesso a alimentos calóricos, que, normalmente, são tentadores para quem luta constantemente com a balança.

O grande problema é que, em geral, não se consegue permanecer no *spa* o tempo necessário para se obter um emagrecimento saudável, portanto, se torna muito difícil alcançar os objetivos. As poucas semanas de permanência, na maioria das vezes, são insuficientes, pois o emagrecimento costuma ser um processo crônico que leva tempo para ser concluído. Em alguns casos, o *spa* funciona como um início estimulante para quem não consegue perder peso, mas não irá proporcionar resultados rápidos e milagrosos em poucas semanas.

Outro problema dos *spas* são as dietas extremamente restritivas que são oferecidas em alguns casos e que promovem perda de peso acentuada na primeira semana. Essa perda de peso normalmente se reverte quando o indivíduo volta para casa e retoma suas atividades.

Outras intervenções e emagrecimento

10

CONSIDERAÇÕES FINAIS SOBRE TREINAMENTO, NUTRIÇÃO E EMAGRECIMENTO

A pouca eficiência do modelo de treinamento aeróbio de baixa e moderada intensidade tem frustrado praticantes de exercícios há algumas décadas. Alternativas como treinamento com pesos e exercícios intervalados de alta intensidade têm se mostrado seguros e eficientes para a população em geral.

Esperamos que as respostas deste livro tenham auxiliado os profissionais de educação física em uma melhor prescrição de treinos para os clientes de academias, e, no caso de praticantes, que tenham esclarecido suas principais dúvidas quanto à escolha da atividade a ser praticada. Contudo, a alimentação também é de extrema importância para a obtenção de um emagrecimento eficiente.

A obesidade é um dos principais problemas mundiais de saúde pública, e, dessa forma, tem sido amplamente estudada pela ciência. O principal foco do estudo são os tratamentos eficazes para emagrecimento. Bray e Bouchard (2008) apontam uma única forma de emagrecimento saudável: exercícios físicos e alimentação balanceada. Qualquer outra forma de emagrecimento mais rápida e mais fácil pode levar a prejuízos na saúde ou ao ganho de peso rápido, entre outros efeitos colaterais não desejados.

Nada tem demonstrado resultados eficientes e duradouros além da combinação alimentação saudável *vs* exercício físico. Alimentação saudável é sinônimo de comer direito e não comer pouco. Isso é fundamental para que você não passe fome e sabote seu plano alimentar. Além disso, consultar um nutricionista é essencial. Ele é o ÚNICO profissional ao qual compete definir o que você precisa e deve comer. NUNCA faça a dieta que o seu amigo, uma pessoa famosa, um blogueiro e pessoas de corpo perfeito estão seguindo. Faça a dieta específica para VOCÊ!

GLOSSÁRIO

Aflatoxinas: Grupo de microtoxinas produzidas pelas espécies do fungo *Aspergillus*. Podem causar câncer.

ATP (adenosina trifosfato ou trifosfato de adenosina): Nucleotídeo responsável pelo armazenamento de energia dentro das células. É formado a partir da ingestão de macronutrientes.

Balanço energético: Relação entre o gasto energético (variável de acordo com as atividades físicas) e o consumo energético diário (variável de acordo com o consumo alimentar). Determina se há ganho ou perda de peso. O balanço energético positivo indica consumo energético superior ao gasto e o balanço energético negativo indica gasto superior ao consumo energético.

Condromalácia patelar: Degeneração da cartilagem articular da patela e dos côndilos, causando dor e desconforto no joelho.

Detoxificação hepática: Retirada de substâncias que podem estar em grande quantidade no fígado e causar danos, como os xenobióticos, provenientes de fármacos e alimentos.

Diuréticos: Substâncias farmacológicas ou alimentares capazes de aumentar o fluxo urinário.

Drop set: Redução de cargas em cerca de 10% a 20% entre as repetições, sem intervalo, para a manutenção do trabalho, intensificando o treinamento.

Efeito térmico dos alimentos: Energia gasta pelo organismo para digerir e absorver os alimentos consumidos. Esse valor é variável, pois alguns alimentos requerem mais tempo para digestão, aumentando seu efeito térmico.

Enzimas: Proteínas catalisadoras responsáveis por acelerar um processo químico no organismo.

Esteatose hepática: Acúmulo de gordura no fígado que pode influenciar o funcionamento desse órgão, assim como ocasionar inflamação hepática, fibrose e, em casos extremos, cirrose.

Ingestão energética: Ingestão de energia ocasionada pelo consumo alimentar. É normalmente representada em calorias (kcal), unidade de medida adotada no Brasil para a energia dos alimentos.

Gasto Energético: Gasto de energia realizado tanto para a manutenção de funções vitais do organismo, quanto para a realização de atividades cotidianas durante o dia e exercício físico. O gasto energético também é representado em calorias (kcal).

Hormônios: Substâncias produzidas por glândulas endócrinas do nosso organismo que atingem a corrente sanguínea e modulam a função de outros órgãos ou tecidos.

Hormônios catabólicos: Hormônios que possuem a função de processamento e degradação de substâncias orgânicas, como carboidratos, lipídios e proteínas, normalmente liberados para aumento da produção de ATP ou liberação de energia celular.

Hormônios lipolíticos: Hormônios capazes de realizar a lipólise.

Lipólise: Reação na qual ocorre a quebra da gordura estocada no tecido adiposo na forma de triacilglicerol e a liberação dessa gordura na forma de ácidos graxos para a corrente sanguínea.

Macronutrientes: Componentes orgânicos presentes na nossa alimentação e responsáveis, dentre muitas funções, pelo fornecimento de energia (carboidratos, lipídios e proteínas).

MET (Equivalente metabólico): Fator de multiplicação utilizado para determinar o gasto energético de uma atividade física com base na taxa metabólica basal, levando em consideração o aumento do consumo de oxigênio de determinada atividade.

Desvendando o emagrecimento

Metabolismo: Conjunto de reações integradas de um organismo pelas quais se determinam as transformações químicas que as substâncias irão sofrer, de acordo com o estado fisiológico agudo e crônico do indivíduo.

Oxidação de gorduras: Conjunto de reações catabólicas envolvidas com a degradação das gorduras. A betaoxidação é uma cadeia de reações envolvidas com a oxidação de gorduras para a produção de energia.

Rest and pause: Método que consiste em realizar um número de repetições com manutenção de carga, oferecer um intervalo determinado e repetir o movimento.

Substratos energéticos: Nutrientes que servem como provedores de energia de uma determinada reação ou organismo. Nos seres humanos, os principais substratos energéticos são monossacarídeos (glicose principalmente), aminoácidos e ácidos graxos.

Superset: Execução de exercícios sequenciais, sem intervalo, utilizando músculos agonistas e antagonistas (por exemplo, utilizando a cadeira extensora e a flexora na sequência e sem intervalo).

Taxa Metabólica Basal: Uma forma matemática de determinar a quantidade calórica de que o corpo necessita para a manutenção de suas funções vitais (batimento cardíaco, funcionamento dos órgãos, manutenção de temperatura) de 24 horas. É variável nos indivíduos de acordo com seu gênero, idade, estatura, peso e quantidade de massa muscular. Indica o metabolismo de repouso de um indivíduo, ou seja, o quanto de energia ele necessita para suprir funções básicas em repouso (deitado).

Termogênese: Produção de calor para regulação da temperatura corporal dos seres humanos.

Termorregulação: Manutenção da temperatura interna ideal realizada pelo organismo. Envolve processos relacionados ao aumento da temperatura corporal (termogênese) ou à diminuição dela (em seres humanos ocorre, principalmente, pela sudorese).

VO_2máx: Sigla que se refere ao consumo de oxigênio máximo de um indivíduo. Está relacionado com a capacidade das células de captar, transportar e utilizar o oxigênio. O consumo de oxigênio insuficiente normalmente é a causa da interrupção do exercício, portanto, a medida do consumo máximo de oxigênio indica o preparo físico do indivíduo.

REFERÊNCIAS

BENATTI, F. B. et al. Strategies for reducing body fat mass: effects of liposuction and exercise on cardiovascular risk factors and adiposity. *Diabetes Metab. Syndr. Obes*, v. 4, p.141-54, Apr. 2011.

BRAY, G. A., BOUCHARD, C. *Handbook of obesity:* clinical applications. New York: Informa Healthcare, 2008.

BRYNER, R. W. et al. Effects of resistance vs. aerobic training combined with an 800 calorie liquid diet on lean body mass and resting metabolic rate. *Journal of the American College of Nutrition*, v. 18, n. 2, p. 115-121, 1999.

BUITRAGO, S. et al. Effects of load and training modes on physiological and metabolic responses in resistance exercise. *European journal of applied physiology*, v. 112, n. 7, p. 2739-2748, 2012.

CADORE, E. L. et al. Strength and endurance training prescription in healthy and frail elderly. *Aging and disease*, v. 5, n. 3, p. 183-195, 2014.

CAFEÍNA. *Quantidade de cafeína em alimentos e bebidas*. Disponível em: <http://www.medclick.com.br/saude/2014/06/quantidade-de-cafeina-em-alimentos-e-bebidas/>. Acesso em: 27 dez. 2015.

CARNEVALI JR., L. C.; LIMA, W. de P.; PEREIRA, R. Z.; LORENZETI, F. M. *Exercício, emagrecimento e intensidade do treinamento: aspectos fisiológicos e metodológicos.* 2 ed. São Paulo: Phorte, 2012.

COSTA, N. M. B; ROSA, C. O. B. Alimentos funcionais: componentes bioativos e efeitos fisiológicos. Rubio: Rio de Janeiro, 2010.

DONNELLY, J. E. et al. The effects of 18 months of intermittent *vs* continuous exercise on aerobic capacity, body weight and composition, and metabolic fitness in previously sedentary, moderately obese females. *International Journal of Obesity & Related Metabolic Disorders*, v. 24, n. 5, 2000.

DONNELLY, J. E. et al. Effects of 16 mo of verified, supervised aerobic exercise on macronutrient intake in overweight men and women: the Midwest Exercise Trial. *The American journal of clinical nutrition*, v. 78, n. 5, p. 950-956, 2003.

GENTIL, P. et al. Comparison of upper body strength gains between men and women after 10 weeks of resistance training. *PeerJ*, v. 4, p. e1627, 2016.

GONZÁLEZ, F. M. et al. El rol de los omega 3 en la salud humana. *Agronomia y Florestal VC*. Santiago, n. 18, p. 9-14, 2003.

GUIRAUD, T. et al. Acute responses to high-intensity intermittent exercise in CHD patients. *Med Sci Sports Exerc.*, v. 43, n. 2, p. 211-7, 2011.

HACKNEY, K. J.; ENGELS, H. J.; GRETEBECK, R. J. Resting energy expenditure and delayed-onset muscle soreness after full-body resistance training with an eccentric concentration. *The Journal of Strength & Conditioning Research*, v. 22, n. 5, p. 1602-1609, 2008.

HOWARD, L. R., WILDMAN, R. C. Antioxidant vitamin and phytochemical content of fresh and processed pepper fruit (Capsicum annuum). *Handbook of nutraceuticals and functional foods*. Boca Raton: CRC press, 2007.

JEUKENDRUP, A. E. Dietary fat and physical performance. *Curr. Opin. Clin. Nutr. Metab. Care*, v. 2, n. 6, p. 521-6, Nov. 1999.

LEITE UHT SEMIDESNATADO. *Informações nutricionais*. Disponível em: <http://www. piracanjuba.com.br/produto.php?id=930>.Acesso em: 1 out. 2014.

LEMMER, J. T. et al. Effect of strength training on resting metabolic rate and physical activity: age and gender comparisons. *Medicine and science in sports and exercise*, v. 33, n. 4, p. 532-541, 2001.

MING, Y. *Nutrigenomics and proteomics in health and dislase*. Iowa: Willey Blackwell, 2005.

NEDELTCHEVA, A. V. et al. Insufficient sleep undermines dietary efforts to reduce adiposity. *Annals of internal medicine*, v. 153, n. 7, p. 435-441, 2010.

PACHECO, M. M. et al. Functional vs. Strength training in adults: specific needs define the best intervention. *International journal of sports physical therapy*, v. 8, n. 1, p. 34, 2013.

PAOLI, A. et al. Effects of three distinct protocols of fitness training on body composition, strength and blood lactate. *Journal of Sports Medicine and Physical Fitness*, v. 50, n. 1, p. 43, 2010.

PAOLI, A. et al. High-Intensity Interval Resistance Training (HIRT) influences resting energy expenditure and respiratory ratio in non-dieting individuals. *Journal of translational medicine*, v. 10, n. 1, p. 237, 2012.

PAOLI, A. et al. Effects of high-intensity circuit training, low-intensity circuit training and endurance training on blood pressure and lipoproteins in middle-aged overweight men. *Lipids in health and disease*, v. 12, n. 1, p. 1, 2013.

ROSS, R.; JANSSEN, I. A. N. Physical activity, total and regional obesity: dose-response considerations. *Med Sci Sports Exerc.*, v. 33, n. 6 Suppl, p. S521-7; discussion S528-9, 2001.

SOPAS E CALDOS. *Tabela de calorias.* <http://esteticacomsaude.com/2015/03/02/tabela-de-calorias-sopas-e-caldos/>. Acesso em: 9 jul. 2015.

SUPLEMENTOS. *Termogênicos*. Disponível em: <http://www.inovacaosuplementos.com.br/>. Acesso em: 27 nov. 2015.

SCHUENKE, M. D.; MIKAT, R. P.; McBRIDE, J. M. Effect of an acute period of resistance exercise on excess post-exercise oxygen consumption: implications for body mass management. *European Journal of Applied Physiology*, v. 86, n. 5, p. 411-417, 2002.

TREMBLAY, A. et al. Effect of intensity of physical activity on body fatness and fat distribution. *The American journal of clinical nutrition*, v. 51, n. 2, p. 153-157, 1990.

TREMBLAY, A. et al. Endurance training with constant energy intake in identical twins: changes over time in energy expenditure and related hormones. *Metabolism*, v. 46, n. 5, p. 499-503, 1997.

WILMORE, J. H. et al. Alterations in body weight and composition consequent to 20 wk of endurance training: the HERITAGE Family Study. *The American journal of clinical nutrition*, v. 70, n. 3, p. 346-352, 1999.

SOBRE OS AUTORES

Prof. Dr. Luiz Carlos Carnevali Junior

Mestre e Doutor em Biologia Celular e Molecular pela Universidade de São Paulo (ICB-USP); especialistaem Fisiologia do Exercício pelas Faculdades Metropolitanas Unidas (UniFMU); graduado em Educação Física pela Faculdade de Educação Física de Santo André (Fefisa); Professor da disciplina de Nutrição Esportiva na UniÍtalo; Coordenador de cursos de pós-graduação nas áreas de Educação Física e Nutrição nas Instituições Estácio de Sá, UniFMU, Unifae e USCS; Consultor Técnico da rede Bio Ritmo de academias; Sócio-diretor da Science Systems consultoria esportiva e treinamento; Membro do corpo editorial científico dos periódicos: *Revista Brasileira de Fisiologia do Exercício* e *Revista Brasileira de Prescrição e Fisiologia do Exercício*; Autor dos livros: *Exercício, emagrecimento e intensidade do treinamento: aspectos fisiológicos e metodológicos, Biologia e Bioquímica: bases aplicadas às ciências da saúde e Nutrição e suplementação esportiva: aspectos metabólicos, fitoterápicos e da nutrigenômica.*

Profa. Dra. Daniela Caetano Gonçalves

Nutricionista pelo Centro Universitário São Camilo; Especialista em Fisiologia do Exercício pela Universidade Federal de São Paulo – Escola Paulista de Medicina (Unifesp-EPM); Doutora e Pós-Doutora em Ciências pelo Instituto de Ciências Biomédicas – Universidade de São Paulo (ICB-USP) e Doutorado Sanduíche em Bioquímica da Nutrição pela Universidade de Potsdam (Alemanha); atualmente, Professora Adjunta da Universidade Federal de São Paulo, curso de Nutrição, Departamento de Biociências, Campus Baixada Santista.

Prof. Esp. Julio Cezar Papeschi

Especialista em fisiologia do exercício pela Universidade Federal de São Paulo – Escola Paulista de Medicina (Unifesp-EPM); graduado em Educação Física pelas Faculdades Integradas de Guarulhos (FIG-Unimesp); Professor de cursos de pós-graduação nas áreas de Educação Física nas Instituições Estácio de Sá, UniFMU, Unifae e USCS; Professor da consultoria esportiva e treinamento da Science Systems; Revisor do grupode estudos avançados em saúde e exercício (Gease); Palestrante em diversos cursos, encontros, simpósios e congressos na área da Educação física e saúde; Consultor técnico em academias; *Personal trainer.*

Sobre o Livro
Formato: 15,8 x 23 cm
Mancha: 10,5 x 17,5 cm
Papel: Offset 90g
nº páginas: 168
1ª edição: 2016

Equipe de Realização
Assistência editorial
Liris Tribuzzi

Assessoria editorial
Maria Apparecida F. M. Bussolotti

Edição de texto
Gerson Silva (Supervisão de revisão)
Iolanda Dias (Preparação do original e copidesque)
Adriana Moura e Jonas Pinheiro (Revisão)

Editoração eletrônica
Neili Dal Rovere (Capa)
Évelin Kovaliauskas Custódia (Projeto gráfico e diagramação)
Douglas Docelino (Ilustrações)

Impressão
Intergraf Indústria Gráfica Eireli